LE SIDA

DOMINOS

Collection dirigée par Michel Serres
et Nayla Farouki

RAYMOND DAUDEL
LUC MONTAGNIER

LE SIDA

Un exposé pour comprendre
Un essai pour réfléchir

DOMINOS
Flammarion

Raymond Daudel. Après avoir commencé, en 1942, sa carrière de chercheur et d'enseignant en qualité d'assistant du professeur Irène Joliot-Curie à l'Institut Curie, il devient, en 1962, professeur titulaire de chaire à l'université Pierre et Marie-Curie. Ses travaux ont été consacrés aux applications de la radioactivité et de la mécanique quantique en chimie, biologie et médecine. Il appartient à plusieurs académies nationales et internationales.

Quelques ouvrages

Chemical Carcinogenesis and Molecular Biology (en coll. avec P. Daudel), Wiley, 1966.
Quantum Chemistry (en coll. avec G. Leroy, D. Peeters et M. Sana), Wiley, 1983.
Vision moléculaire du monde (illustrations du peintre d'Agaggio), Hachette, 2e édition, 1989.
L'Empire des molécules, Hachette, 1991.

Luc Montagnier. Il commence sa carrière de chercheur en qualité d'assistant à la faculté des Sciences de Paris, puis au Centre national de la recherche scientifique. Travaillant d'abord à l'Institut Curie, il est devenu en 1972, chef de l'unité d'oncologie virale à l'Institut Pasteur. Il est actuellement professeur en ce même institut et directeur de recherche au CNRS. Ses travaux ont été consacrés à la biologie cellulaire, à la virologie et au cancer. Il a notamment, avec ses collaborateurs, découvert successivement les deux virus du SIDA. Il appartient à plusieurs académies nationales et internationales.

Quelques ouvrages

Vaincre le SIDA (en coll. avec P. Bourget), CANA, 1986.
SIDA, les faits, l'espoir, FIIS, 8e ed., 1993.
Des virus et des hommes, Odile Jacob, 1994.

2e édition
ISBN : 2-08-035180-X
Imprimé en France

Sommaire

La première fois qu'apparaît un mot relevant d'un vocabulaire spécialisé, explicité dans le glossaire, il est suivi d'un *

Avant-propos

En 1981, commença l'étrange et dramatique histoire d'une maladie nouvelle et redoutable : le SIDA.

A cette époque, deux médecins américains – Michael Gottlieb à Los Angeles et Alvin Friedman-Kien à New York – découvraient chez de jeunes malades homosexuels, avec une fréquence anormalement élevée, deux maladies connues mais rares.

La première est une pneumonie, appelée pneumocystose. Elle est due à un organisme monocellulaire, un protozoaire*, qui vit en parasite dans les poumons. Habituellement, on l'observe chez des personnes dont le système immunitaire (l'ensemble des moyens que possède notre corps pour se défendre contre les corps étrangers) est affaibli. C'est le cas, par exemple, de malades qui ont subi des greffes d'organes, et à qui il a été donné un traitement atténuant les réactions du système immunitaire, pour éviter le rejet de la greffe.

La seconde maladie qui s'est manifestée en 1981 avec une fréquence inattendue est une sorte de cancer de la peau et des organes, appelé sarcome* de Kaposi*.

Il apparaît habituellement chez les Occidentaux, originaires d'Europe centrale et du pourtour méditerranéen, âgés de plus de soixante ans. On le rencontre également en Afrique chez des sujets plus jeunes.

Or, il se trouve que les patients examinés par ces deux médecins américains étaient tous jeunes, n'étaient pas originaires des régions concernées par le sarcome, et semblaient n'avoir aucune raison connue pour que leur système immunitaire soit déficient.

Ces faits étranges attirèrent la curiosité des scientifiques, d'autant plus que le nombre de malades porteurs du sarcome de Kaposi ou atteints de pneumocystose ne fit que croître. Très vite, on s'aperçut que la défense immunitaire* de ces malades était effectivement très diminuée, sans que l'on puisse en déceler la cause.

Le CDC, Centre de contrôle des maladies d'Atlanta (*Centers for Disease Control*), publia, dès juin 1981, les premières données concernant cette nouvelle maladie. Depuis lors et jusqu'à décembre 1982, deux mille cas analogues furent découverts, la plupart à Los Angeles, San Francisco et New York, mais aussi, pour quelques-uns d'entre eux, en Europe.

On commença alors à parler d'épidémie et le CDC donna un nom à la nouvelle maladie qui commençait à déferler sur le monde : Syndrome d'Immunodéficience Acquise, dont le sigle, SIDA, fut ensuite adopté. AIDS, en anglais, provient de *Acquired Immunodeficiency Syndrome*.

La maladie fut décrite comme un ensemble d'atteintes infectieuses, dont souffre « un malade de moins de soixante ans, n'ayant été soumis à aucun traitement susceptible d'entraîner une dépression immunitaire et atteint soit d'une ou de plusieurs infections à germes opportunistes (telles que la pneumocystose), soit d'un sarcome de Kaposi » (selon la définition du CDC). On nota également que la majorité des malades avaient moins de quarante ans, environ 71 % d'entre eux étaient des homosexuels à partenaires multiples et des bisexuels, et 17 % des malades étaient des toxicomanes. Aussi, fin 1982, on en vint à penser que la maladie devait être due à un microorganisme, peut-être un virus (*cf.* p. 17) transmis par voie sexuelle ou par le sang. Si tel était le cas, il pourrait se transmettre au travers des seringues partagées par les drogués, mais aussi lors de transfusions ou par l'intermédiaire des différents produits dérivés du sang. Ce fut effectivement le cas pour des hémophiles et des transfusés.

L'hypothèse avancée était que le virus aurait pour effet la destruction de notre système immunitaire. Toutes sortes d'intrus (virus, bactéries*, parasites divers, champignons, cellules cancéreuses...) qui nous attaquent en permanence, nous trouvant alors sans défense, peuvent alors proliférer en nous et produire les diverses infections que l'on appelle désormais maladies opportunistes* (parce qu'elles « profitent » de la présence du virus) et dont certaines peuvent entraîner la mort.

Il devenait donc urgent de découvrir l'agent du SIDA. Nous savons maintenant qu'il s'agit d'un virus et nous évoquerons plus loin l'histoire de sa découverte. Mais qu'est-ce qu'un virus ? Comment vit-il et prolifère-t-il dans nos cellules ?

Les explications qui suivent pourront parfois paraître ardues, elles sont néanmoins essentielles pour comprendre ce qu'est cette maladie presque toujours fatale et les raisons pour lesquelles il est important de se prémunir contre elle. Notre but est d'expliquer les caractéristiques de cette maladie et d'attirer l'attention sur les dangers potentiellement courus par tous. Aussi avons-nous choisi d'être précis et rigoureux ; nous pensons en effet qu'il est important de dire clairement les choses.

Le SIDA et l'amour.
Le regard de la jeune fille trahit l'inquiétude des adolescents face au SIDA. Cette maladie insidieuse et terrible a parfois été qualifiée de « Syndrome Inventé pour Décourager les Amoureux »... L'artiste, fondateur et secrétaire général de l'Académie européenne des sciences, des arts et des lettres, a contribué à l'analyse des problèmes éthiques posés par le SIDA.
Nicole LEMAIRE d'AGAGGIO, *Les Amoureux*, 1993. Technique mixte aquarelle et gouache.
Ph. © DR.

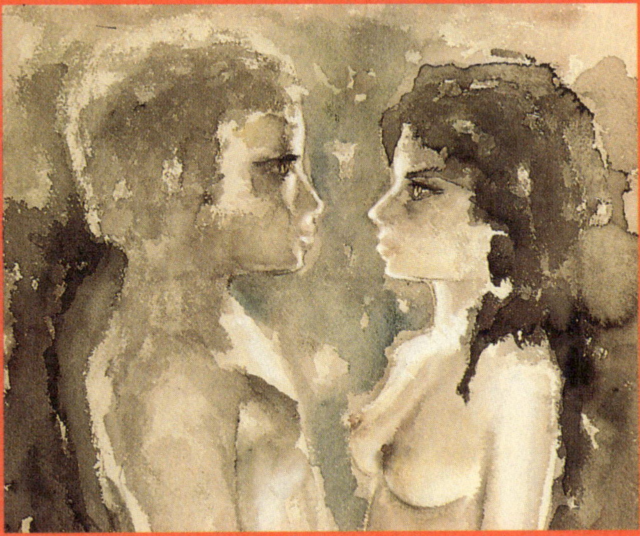

Qu'est-ce que le SIDA ?

Des virus, des cellules et des hommes

La cellule-usine

Tous les êtres vivants organisés, et notamment les végétaux et les animaux, sont formés de cellules dont les dimensions et les formes sont très variées. Les plus courantes possèdent un diamètre de 10 à 100 millièmes de millimètres, mais il en existe d'énormes, comme les œufs des oiseaux, qui constituent jusqu'à leur fécondation une cellule unique.

Chaque cellule (*cf.* schéma, p. 14) est composée d'une membrane, au travers de laquelle se font les échanges avec le reste de l'organisme ; d'un cytoplasme, dans lequel on trouve le noyau ; et de divers autres organites nécessaires à son bon fonctionnement, tels que des mitochondries et un appareil de Golgi. Le noyau contient les filaments d'acide désoxyribonucléique* (ADN) (*cf.* photo, p. 15), porteurs de l'information génétique. L'ADN, en se dédoublant, permet à la cellule de se reproduire (*cf.* Annexes, p. 108). En fait, l'ADN contient toute l'information qui permet à la cellule de fonctionner comme une usine et de fabri-

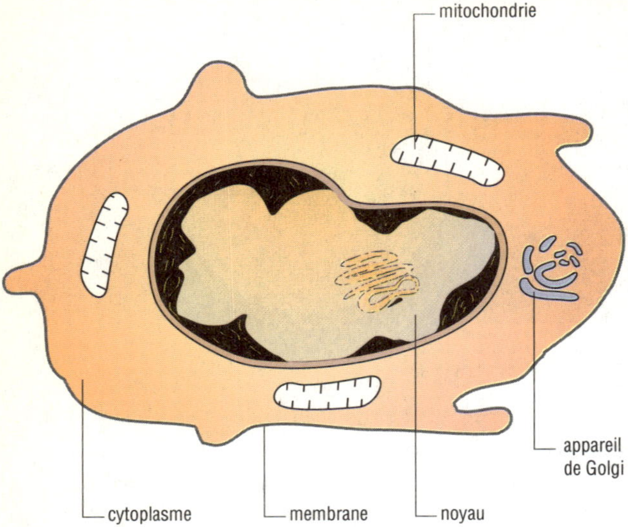

Un exemple de cellule.
Il s'agit ici d'un globule blanc limité par sa membrane qui contient le cytoplasme, le noyau et divers organites.

Structure de la molécule d'hémoglobine
(page de droite).
Cette photographie d'un modèle d'hémoglobine présenté au palais de la Découverte montre la structure complexe d'une grosse protéine. L'hémoglobine donne à notre sang sa couleur rouge et transporte l'oxygène de nos poumons jusque dans l'ensemble de notre organisme, déclenchant ainsi les mécanismes complexes de la chaîne respiratoire.
Ph. © Palais de la Découverte.

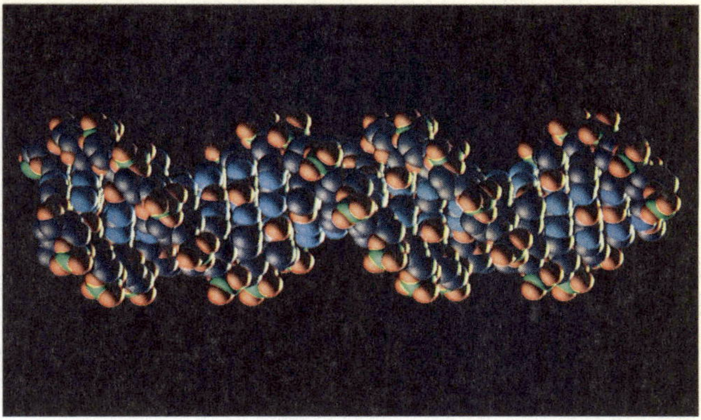

Structure de l'ADN.
On notera la forme en double hélice de cette grosse molécule. Les atomes de carbone sont teintés en bleu foncé, ceux de l'azote en bleu clair, ceux de l'oxygène en rouge, et ceux du phosphore en vert.
Ph. © Oxford Molecular Biophysics Laboratory/SPL/Cosmos.

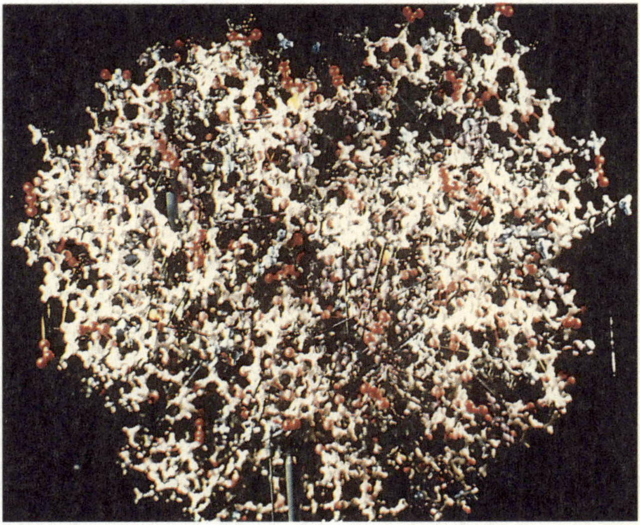

quer des substances chimiques précises, indispensables à la vie de l'individu..

Chaque cellule de notre corps a en effet une ou plusieurs fonctions particulières. Les cellules servent notamment à fabriquer les protéines* nécessaires à la constitution et au bon fonctionnement de l'organisme. L'une des plus grosses parmi ces protéines est l'hémoglobine, qui donne au sang sa couleur rouge et véhicule l'oxygène au travers de notre organisme (*cf.* photo, p. 15) ; l'une des plus petites est l'insuline, dont la mission est de régulariser le taux de glucose dans le sang. Chaque protéine est constituée d'un enchaînement précis de molécules encore plus petites, qui constituent les éléments de base de tous les êtres vivants : les acides aminés*. L'information qui permet de rassembler avec une grande précision les divers acides aminés indispensables pour la fabrication d'une protéine se trouve dans l'ADN et constitue un gène*. Chaque gène donne les instructions nécessaires à l'élaboration d'une protéine particulière.

Ainsi, l'ADN humain contient un gène capable d'organiser la synthèse de l'hémoglobine (c'est-à-dire sa fabrication à partir d'un enchaînement d'acides aminés). Le message porté par ce gène est tout d'abord transcrit sur l'ADN grâce à une petite protéine, dite transcriptase, en un petit filament d'acide ribonucléique* (ARN) qui porte l'information jusqu'au ribosome*, grâce auquel s'opère la synthèse de la protéine selon l'information apportée par l'ARN messager (*cf.* photo, p. 18). Il nous est impossible d'entrer ici dans les détails de cette opération. Il faut néanmoins savoir que les ribosomes y jouent en quelque sorte le rôle de machines-outils permettant l'assemblage, dans l'ordre convenable, des acides aminés qui composent l'hémoglobine ou toute autre protéine.

L'hérédité des organismes vivants est portée par les chromosomes, eux-mêmes constitués de longs filaments d'ADN entourés de protéines. Chaque cellule qui compose notre organisme renferme le même ADN (les mêmes gènes), mais exprimé de façon différente selon la différenciation des tissus.

Il existe également des cellules qui vivent à l'état libre. Les plus petites d'entre elles sont les bactéries, dont certaines vivent aux dépens d'autres cellules d'êtres supérieurs. Elles sont alors considérées comme des parasites. Les bactéries peuvent cependant vivre dans un milieu dépourvu de cellules (on peut les garder vivantes et les faire proliférer, en laboratoire, dans un bouillon de culture, par exemple).

Et les virus ?

Les virus *, en revanche, ne peuvent vivre que dans les cellules. Ce sont donc des parasites obligatoires des cellules. En 1892, Dimitri Ivanovsky fut le premier à identifier un virus : il s'agissait de la mosaïque du tabac. Depuis beaucoup de virus ont été isolés à l'origine de maladies humaines, animales et végétales.

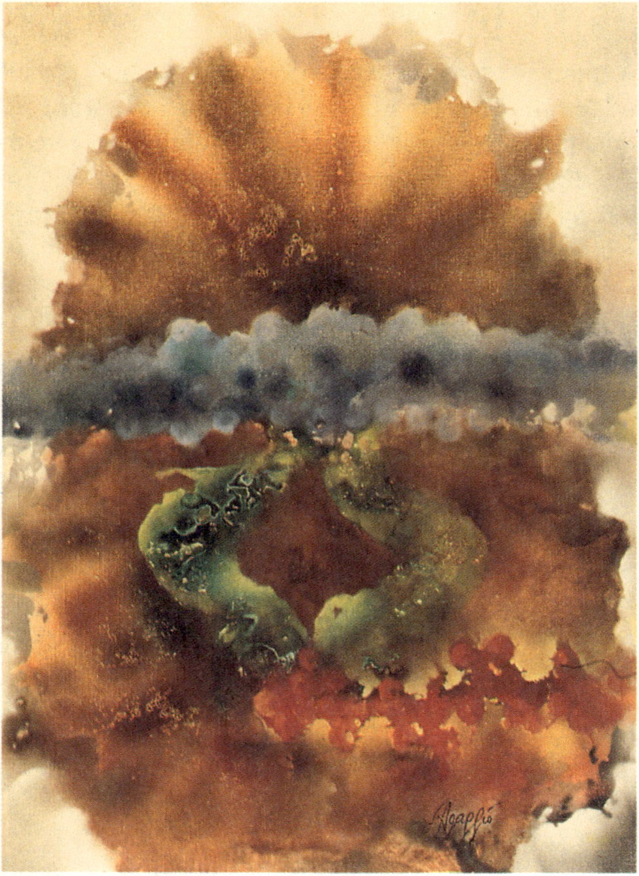

Interprétation artistique de la synthèse d'une protéine.
Cette reproduction d'une œuvre de Nicole Lemaire d'Agaggio évoque un ribosome (en brun et jaune) sur lequel défile un filament d'ARN (en bleu). Des molécules d'un autre acide nucléique, dit ARN de transfert (en vert), viennent mettre en place les molécules d'acides aminés nécessaires à la formation de la protéine (en rouge).
Ph. © DR.

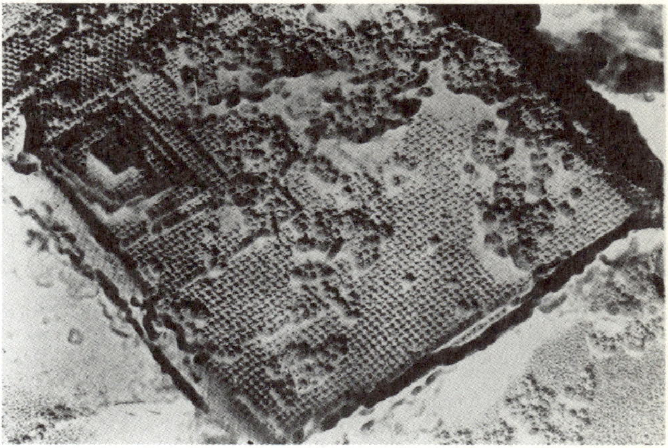

Virus de la mosaïque du tabac.
En 1892, après cinq années de recherche, un jeune savant russe, Dimitri Ivanovsky, vivant à Saint-Pétersbourg, montrait que la maladie qui détruit souvent les feuilles du tabac a deux origines : un champignon et un facteur traversant tous les filtres, c'est-à-dire un virus. Cette photo, présentée au palais de la Découverte, montre l'aspect caractéristique de ce virus.
Ph. © Palais de la Découverte.

Chaque espèce de virus est constituée de particules virales qui ont les mêmes caractéristiques, mais ne sont pas forcément absolument identiques, ce sont les virions.

Chaque virion, être individuel très simple, est composé de quelques protéines qui forment une capside* (*cf.* schéma, p. 20) dans laquelle se trouve un seul type d'acide nucléique*, c'est-à-dire une ou plu-

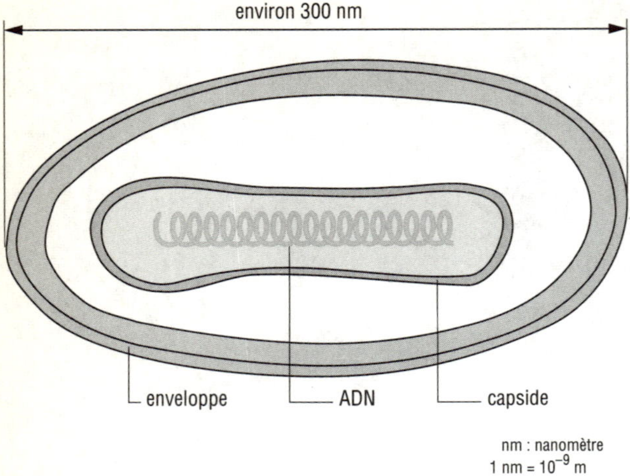

Un virion du virus de la variole.
On distingue clairement au centre de ce virion une molécule d'ADN entourée de quelques molécules de protéines formant la capside. L'ensemble, appelé nucléocapside, est protégé par une enveloppe.

sieurs molécules d'ADN ou d'ARN. Cette capside peut être protégée par une enveloppe, mais on connaît des virus dont les virions en sont dépourvus.

Les virus sont des êtres si simples qu'ils sont incapables de se reproduire dans la matière inanimée. Ils ne peuvent se multiplier, en répliquant leur ADN, qu'en empruntant à d'autres ce qu'ils n'ont pas en eux : la machinerie d'une cellule complexe. Aussi, ils ne se reproduisent que s'ils s'installent dans une cellule vivante. Ce sont donc des parasites intracellulaires. Le monde des virus comprend de nombreuses familles. Certains possèdent de l'ADN, d'autres de l'ARN (*cf.* Annexes, p. 107). De nombreuses maladies avec lesquelles nous sommes familiers sont dues à des virus : les hépatites, la rougeole, la grippe, ou même les verrues !

Une famille de virus nous intéresse particulièrement – puisque celui du SIDA en fait partie –, il s'agit des rétrovirus*, virus à ARN qui possèdent une enveloppe membranaire (*cf.* photo, p. 22). Lorsque le virion s'installe dans une cellule, l'ARN qu'il contient est transcrit en ADN. Or, cette opération est exactement l'inverse de ce qui se passe normalement dans une cellule dont c'est l'ADN qui est transcrit en ARN. L'enzyme qui permet cette opération est appelée transcriptase inverse*. Et le virus, toujours pour la même raison, est appelé rétrovirus.

La nouvelle molécule d'ADN, codée par l'ARN du virus, s'intègre à l'ADN de la cellule contaminée. Elle devient un provirus*, un ensemble de gènes nouveaux, intégrés à ceux de la cellule. La transcription des gènes viraux se passe selon le processus habituel : l'ADN viral est recopié fidèlement en ARN et il permet aux protéines du virus d'être fabriquées par les ribosomes, et aux nouveaux virions de se reproduire ainsi.

En bref, en s'intégrant à l'ADN de la cellule parasitée, le virus la détourne vers ses propres fins de reproduction. La cellule se met alors à travailler partiellement pour le virus (*cf.* schéma, p. 23) !

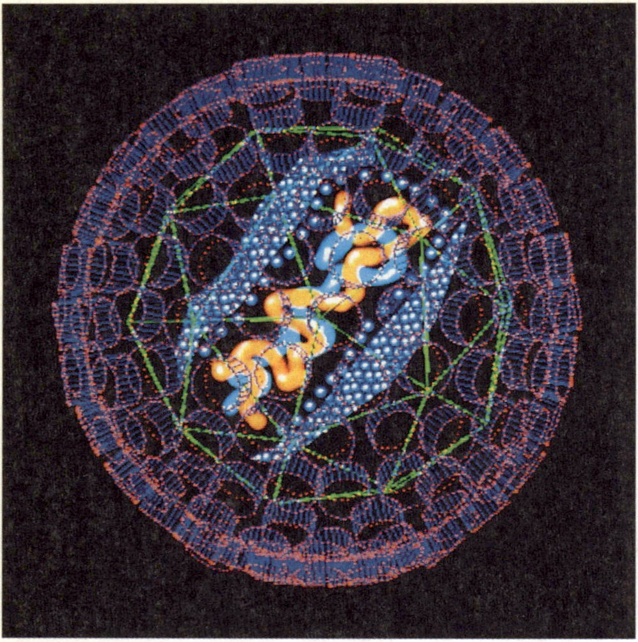

Un virion du virus de l'immunodéficience humaine (VIH), agent causal du SIDA.
On distingue au centre les molécules d'ARN entourées de la capside protéinique. Cet ensemble (ou nucléocapside) est protégé par une enveloppe dans laquelle se trouvent insérées d'importantes protéines qui permettent au virion de se fixer sur certains globules blancs.
Ph. © Alfred Pasieka/SPL/Cosmos.

Le rétrovirus du SIDA

Pendant longtemps, on n'a rencontré de rétrovirus que chez les animaux. On savait que certains d'entre eux étaient responsables de cancers (leucémies* et sarcomes) observés dans les élevages de poulets, de

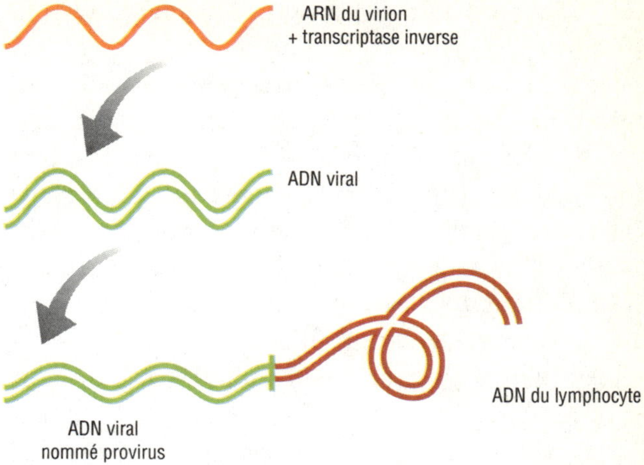

Intégration d'un ARN viral dans le génome.
Grâce à une enzyme présente dans le virion (la transcriptase inverse), l'ARN viral est transcrit en ADN. Cette molécule d'ADN viral s'insère ensuite dans l'ADN de la cellule infectée et permet la reproduction des virions.

souris, de bovins et chez les chats domestiques. On savait aussi que des rétrovirus étaient à l'origine de certaines maladies du mouton et de l'anémie infectieuse des équidés.

Le premier rétrovirus ayant touché des hommes fut découvert en 1980 par une équipe américaine (celle de Robert Gallo) et son rôle pathogène fut mis en évidence par cette équipe et par une équipe japonaise (celle de Miyoshi et Hinuma). Ce virus, appelé en anglais *human T cell leukemia/lymphoma virus* (HTLVI), cause des leucémies souvent mortelles et des paralysies atteignant surtout les membres inférieurs.

Le 3 janvier 1983, une ancienne élève de l'un d'entre nous (Luc Montagnier), Françoise Brun-Vézinet, apporta à l'Institut Pasteur le prélèvement d'un ganglion d'un malade soigné par le docteur Willy Rozenbaum à l'hôpital de la Pitié, dans le service du professeur Gentilini. L'état du patient, qui souffrait d'un gonflement des ganglions, indiquait qu'il pouvait évoluer vers le SIDA.

Les cellules du ganglion (lymphocytes T) furent donc cultivées à l'Institut Pasteur. Elles se multiplièrent activement pendant plusieurs semaines, et la recherche du virus commença au sein de l'équipe de Luc Montagnier, constituée en particulier de Françoise Barre-Sinoussi et Jean-Claude Chermann. Dès le quinzième jour, on détecta dans la culture une activité de transcriptase inverse, comme celle qui, nous l'avons vu, permet de transcrire l'ARN viral en ADN. Sa détection prouvait la présence d'un rétrovirus. On pensa alors que ce rétrovirus pourrait être le HTLVI. A la demande des chercheurs pasteuriens, Robert Gallo leur adressa des réactifs permettant de déceler la présence de ce virus. Mais les résultats de ces tests furent négatifs.

En revanche, d'autres résultats vinrent confirmer qu'il s'agissait d'un nouveau rétrovirus s'attaquant aux êtres humains, très différent du HTLVI. C'est ainsi que fut découvert, en 1983, le premier rétrovirus du SIDA désigné par le sigle VIH1 (virus de l'immunodéficience humaine) par l'équipe de l'Institut Pasteur (complétée par Françoise Brun-Vézinet, Christine Rouzioux de l'hôpital Claude-Bernard et Willy Rozenbaum de l'hôpital de la Pitié-Salpêtrière). Ces résultats furent confirmés l'année suivante par l'équipe de Robert Gallo au *National Institute of Health* aux États-Unis.

En 1986, l'équipe de l'Institut Pasteur, en collaboration avec des cliniciens et des chercheurs de Lisbonne et de l'hôpital Claude-Bernard, découvrait un second virus du SIDA humain chez deux malades originaires de la Guinée-Bissau (Afrique occidentale). Ce virus, maintenant appelé VIH2, est un rétrovirus qui a la même structure que le VIH1, mais en diffère notablement par son code génétique, proche de celui d'un virus qui infecte particulièrement un singe africain, le mangabey.

On sait donc aujourd'hui que le SIDA se propage grâce à deux rétrovirus légèrement distincts, le VIH1 étant plus répandu, du moins à ce jour, que le VIH2. Avec les HTLV I et II, ce sont les seuls rétrovirus que l'on rencontre dans des maladies affectant les êtres humains.

Le danger du rétrovirus du SIDA provient de ce qu'il attaque directement notre système immunitaire en s'installant dans certaines des cellules qui constituent l'armée de défense de notre corps, armée dont le rôle est précisément de lutter contre les intrus et qui se retrouve ainsi elle-même la cible de ce redoutable virus.

Pour comprendre comment le virus du SIDA affecte notre organisme, il est important de faire – ne serait-ce que très brièvement – connaissance avec notre système immunitaire, machine extrêmement complexe et essentielle pour notre survie.

Le système immunitaire

La majorité des maladies qui nous touchent sont d'origine infectieuse. Des intrus pénètrent dans nos cellules et causent des maladies diverses. Certaines sont dues à des bactéries, comme la tuberculose ou la fièvre typhoïde ; d'autres sont dues à des virus, comme la grippe ; d'autres encore sont causées par des protozoaires, comme le paludisme ; ou par des champignons microscopiques, comme les mycoses. Ajoutons à cette liste les helminthes, ces vers qui vivent en parasites chez les animaux et chez les humains, et nous aurons une liste à peu près complète

Cellules immunocompétentes. *Ce schéma évoque les principales cellules qui participent à notre défense immunitaire. Attirons notamment l'attention sur les macrophages qui absorbent les intrus, les digèrent et présentent de petits fragments dits antigènes aux lymphocytes. On distingue plusieurs sortes de lymphocytes : les T et les B. Certains lymphocytes T se transforment en cellules tueuses des cellules infectées par l'intrus (réponse cellulaire). Certains lymphocytes B fabriquent des anticorps capables de neutraliser l'intrus (réponse humorale).*

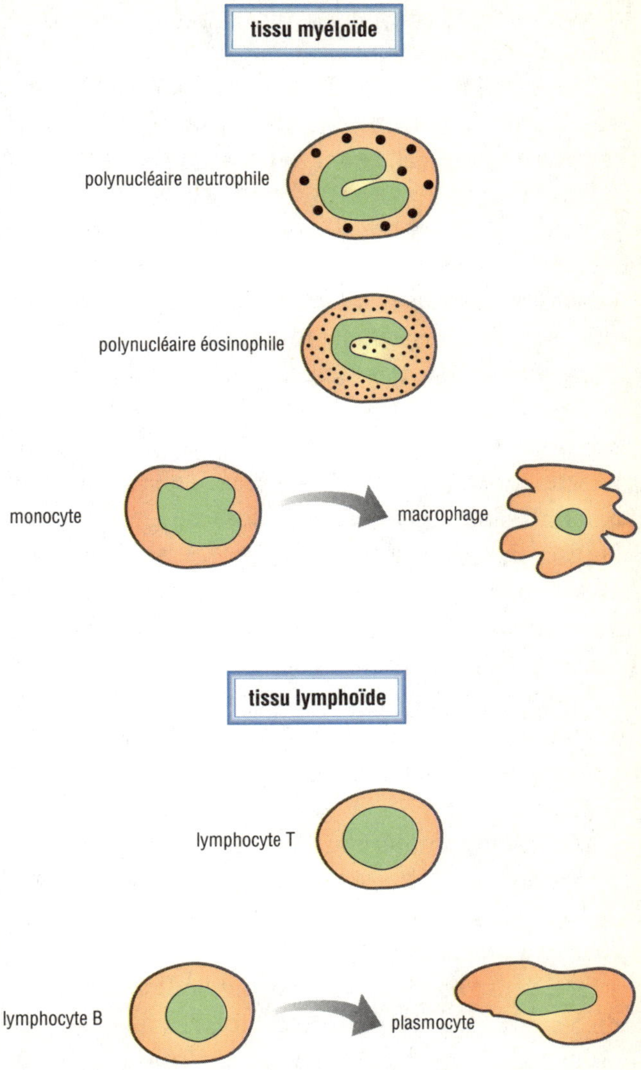
tissu myéloïde
polynucléaire neutrophile
polynucléaire éosinophile
monocyte
macrophage
tissu lymphoïde
lymphocyte T
lymphocyte B
plasmocyte

des nombreux intrus qui tentent de nous envahir pour proliférer au sein de notre corps..

Les cellules cancéreuses, qui sont des cellules transformées, peuvent également être considérées comme des corps étrangers, car elles prolifèrent d'une manière anarchique dans notre organisme ; ce dernier doit se défendre contre elles de la même manière qu'il se défend face aux « attaques » des ennemis extérieurs, c'est-à-dire grâce aux différents « corps d'armée » qui composent notre système immunitaire.

En effet, une armée veille sur notre sécurité. Elle est surtout formée des globules blancs qui circulent dans notre sang et notre système lymphatique et qui proviennent de la multiplication de cellules souches présentes dans la moelle de nos os. Les globules blancs sont prêts à tout moment à attaquer et à mettre à mort ou à neutraliser les intrus. Ces cellules, dites immunocompétentes (*cf.* schéma, p. 27), constituent notre système immunitaire, lequel est diversifié et compliqué. Aussi traiterons-nous dans ce qui suit seulement ce qui, dans le système immunitaire, intéresse directement la compréhension du mécanisme du SIDA.

Le système immunitaire possède deux fonctions essentielles : une défense naturelle et une défense spécifique, qui sont toutes deux présentes en permanence dans notre organisme.

La défense naturelle vise surtout la destruction des cellules cancéreuses. Elle est entreprise par des cellules appelées lymphocytes tueurs (notés NK, de l'anglais *natural killers*) et des macrophages. Les lymphocytes sont des cellules essentielles dans notre système immunitaire. Il en existe plusieurs sortes, qui possèdent des fonctions différentes, mais ils sont toujours impliqués dans la défense de l'organisme. Les lymphocytes tueurs représentent 3 à 5 % des lymphocytes présents dans le sang. Dès qu'une cellule cancéreuse apparaît, ils l'attaquent et tentent de la détruire. Ils y parviennent tant que ces cellules ne sont pas trop nombreuses et que notre organisme reste vigilant. Cela est heureux, sinon nous deviendrions vite tous cancéreux, car des cellules cancéreuses prennent constamment naissance dans notre corps.

La défense spécifique procède d'un mécanisme plus complexe. Là, il s'agit non seulement de détruire un intrus, au cas par cas, mais également de faire en sorte que toute une défense systématique s'organise face à l'adversaire. Le scénario est toujours le même : dès qu'un intrus pénètre dans notre organisme, au travers des voies respiratoires, de la peau ou des muqueuses, il est immédiatement attaqué, enveloppé, ingéré et digéré par de nombreuses cellules du système de défense, dont les macrophages.

Mais le travail de défense n'est pas fini. En effet, entre-temps, l'intrus a probablement pu s'introduire dans certaines cellules, et, dans le cas d'un virus, y commencer son travail de reproduction par parasitage. Lorsqu'une cellule dévoreuse de micro-organismes (dite pour cette raison macrophage) phagocyte un intrus, elle présente sur sa surface les antigènes dérivés de ce dernier. Ainsi, les antigènes exposés à la surface du macrophage peuvent être identifiés comme membres d'un corps étranger par d'autres cellules du système immunitaire, en particulier par un groupe précis de lymphocytes, baptisés les lymphocytes auxiliaires ou T4.

Rappelons qu'il existe de nombreuses sortes de lymphocytes. Les T4 séjournent, après leur formation, dans le thymus, une glande située à la base du cou, c'est d'ailleurs pour cela qu'ils portent l'initiale T. Leur passage dans le thymus, dès la vie fœtale, leur permet de faire une distinction précise entre les protéines du corps et celles des intrus. Dès qu'ils identifient les antigènes, les T4 sont activés, ils se multiplient et émettent une série de molécules qui sont de véritables messagers destinés à avertir l'organisme du danger et de la présence possible d'attaquants.

Les messagers chimiques sont appelés cytokines. Parmi eux, on trouve l'interleukine 2, dont on a souvent entendu parler à propos du SIDA. Cette dernière a pour mission d'informer d'autres lymphocytes, les T8, qui ont à leur tour une mission bien particulière. En effet, dès qu'ils «reconnaissent» l'antigène (originellement présenté à la surface des macrophages), ils se transforment en cellules tueuses dont la mission consiste à détruire les cellules qui ont été atteintes par l'intrus et qui sont désormais considérées comme étrangères, et à ne détruire qu'elles. Ce mécanisme, que nous présentons ici d'une manière simplifiée, s'appelle la réponse cellulaire. Cette réponse joue un rôle particulièrement important au cours de l'infection par le virus du SIDA.

Mais notre système immunitaire n'a pas fini de nous étonner. En plus de cette réponse cellulaire, il possède les moyens d'un autre combat que l'on appelle la réponse humorale. Ici, ce sont encore des lymphocytes qui sont concernés, les lymphocytes B. Lorsque ceux-ci reçoivent le message des T4, ils se transforment en véritables petites usines chimiques qui fabriquent des molécules appelées anticorps, qui répondent très spécifiquement aux antigènes présentés. Les anticorps se combinent aux antigènes des intrus et, en les neutralisant, ils permettent d'éliminer les effets néfastes de l'intrus. Ainsi, en trois temps, le grand nettoyage est accompli : l'intrus est phagocyté, ses antigènes sont neutralisés par les anticorps, et toutes les cellules de notre corps qui ont été atteintes sont elles aussi détruites. Le combat, dans ce cas, est gagné. Le malade est guéri.

Malheureusement, les choses ne se passent pas toujours aussi bien. C'est en particulier le cas lorsque le virus du SIDA intervient. Pourquoi ? C'est ce que nous allons voir dans le chapitre suivant.

Le SIDA, une maladie complexe

Le virus et nous

Le problème que l'on rencontre avec le virus du SIDA est qu'il peut attaquer et infecter principalement les cellules de notre système immunitaire, dont le rôle habituel est précisément de lutter contre les virus et autres intrus. Ainsi, le VIH attaque notamment les lymphocytes auxiliaires, les T4 dont nous avons déjà parlé, mais aussi les macrophages et même certaines cellules de nos ganglions et de notre cerveau. Il est cependant certain que les lymphocytes T4 constituent la cible la plus importante des VIH.

Le système immunitaire, nous l'avons vu, fonctionne au travers d'un immense brassage d'informations. Dans notre corps, ces informations sont transmises par des molécules qui sont fabriquées et émises par certaines cellules, et « réceptionnées » par d'autres qui transforment leur activité en fonction de l'information que ces molécules leur apportent.

Ainsi, les membranes des cellules, et en particulier celles des lymphocytes T4 – puisque ce sont eux qui nous intéressent ici –, possèdent des récepteurs chargés de fixer les molécules porteuses de l'information qui leur est transmise. Or – comble de malchance –, il se trouve que l'un des récepteurs du lymphocyte T4, appelé CD4, est capable de fixer une des protéines de l'enveloppe du virion VIH, qui porte le nom de gp120 (*cf.* schéma, p. 34). Lorsque le virion est solidement fixé au lymphocyte, son enveloppe, composée de protéines, change de forme, elle fusionne avec celle du lymphocyte. Il ne reste plus au virion qu'à introduire sa capside – et donc son ARN – à l'intérieur du lymphocyte, désormais contaminé.

La machinerie cellulaire se met alors en route, mais cette fois au service du virus. Grâce aux molécules de transcriptase inverse, l'ARN du virion est transformé en ADN, l'ADN viral est inséré dans l'ADN du lymphocyte, formant un provirus. Si le lymphocyte est activé, le provirus produit alors des ARN messagers « codant » pour la totalité du virion (en d'autres termes, ils donnent aux ribosomes l'information qui permet la fabrication des protéines du virion). Le rétrovirus pourra ainsi se reproduire aux dépens du lymphocyte T4.

Ensuite, en bourgeonnant à la surface du lymphocyte, les virions s'en échappent et vont infecter d'autres lymphocytes T4 (*cf.* photo, p. 35), mais aussi d'autres cellules, comme les macrophages. En effet, ces derniers portent eux aussi le récepteur CD4. Ils constituent donc une cible de choix pour le virus, cible d'autant plus intéressante qu'ils peuvent rester

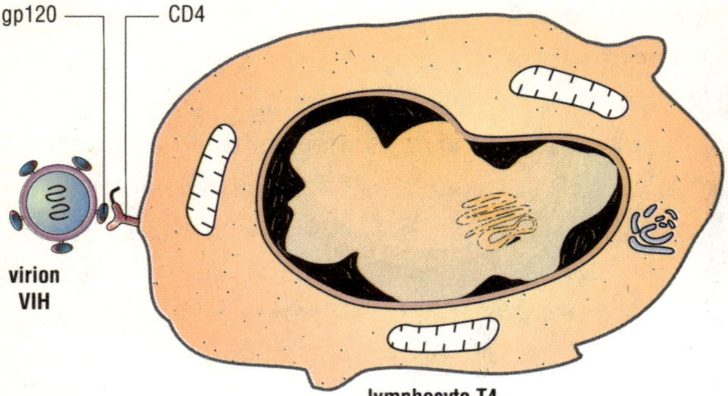

Fixation d'un virion du virus VIH sur un lymphocyte T4.
Le lymphocyte T4 porte un récepteur particulier appelé CD4 qui possède une grande affinité pour l'une des protéines de l'enveloppe virale, nommée gp120. C'est ainsi qu'un virion du virus du SIDA peut se fixer sur un tel récepteur. Le gp120, en se fixant sur ce récepteur, établit un lien entre le virion et le lymphocyte, et facilite l'entrée du virion dans la cellule.

longtemps infectés sans être tués. Ainsi, lymphocytes T4 et macrophages se transforment en usines à fabriquer de nouveaux virions. Dans le cas des lymphocytes T4, cette fabrication finit par s'arrêter du fait que ces cellules meurent à cause de la surcharge virale.

Jusque-là, on peut noter que la contamination par le virus du SIDA a ceci d'exceptionnel qu'elle touche en priorité des cellules du système immunitaire, et en particulier les lymphocytes T4 qui jouent un rôle central dans le passage de l'information, chaque fois que notre système immunitaire est sollicité.

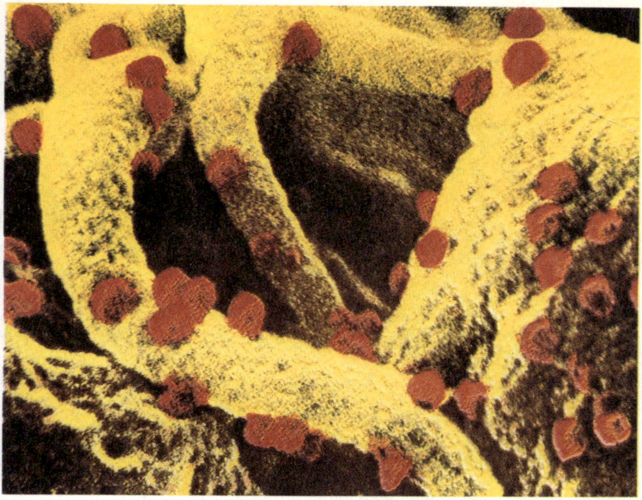

Un lymphocyte T4 infecté par le virus du SIDA.
On voit les particules virales (en rouge) bourgeonner à la surface d'un lymphocyte T4.
Ph. © National Institute of Health/ SPL/Cosmos.

Or, le problème s'aggrave par l'intervention d'un phénomène inattendu. On constate que, lorsque seulement un lymphocyte T4 sur dix mille est atteint par le virus, la majorité des autres lymphocytes, pourtant indemnes, meurent prématurément. C'est pour cela, d'ailleurs, que le système immunitaire des personnes atteintes du SIDA s'affaiblit souvent d'une manière rapide : les lymphocytes non touchés se « suicident » collectivement.

Ce phénomène étrange, que l'on appelle apoptose*, n'est toujours pas totalement compris. On sait cependant que les lymphocytes T4 sains, en provenance de sujets infectés, contiennent une enzyme qui, même dans des conditions de laboratoire, coupe leur ADN, en principe sain lui aussi, en morceaux. C'est comme s'ils recevaient, mystérieusement, grâce à cette enzyme, l'ordre de se suicider.

Ce fait est particulièrement important. En effet, si les chercheurs parvenaient à empêcher l'« ordre de suicide » de passer, les dégâts causés dans notre organisme par les VIH en seraient considérablement réduits. Il y a donc peut-être là une piste, au moins partielle, pour un futur traitement du SIDA.

L'évolution de l'infection

Les paragraphes précédents ont permis de comprendre comment les virus détruisent peu à peu notre défense immunitaire. Beaucoup de choses demeurent encore incomprises, mais nous voyons maintenant plus clairement comment évolue l'infection et les raisons pour lesquelles elle passe par plusieurs stades avant le SIDA proprement dit.

Le premier stade est celui de la primo-infection*. La personne est en contact, d'une manière ou d'une autre (*cf.* p. 44), avec le virus du SIDA. Cette phase, en général, est asymptomatique et la personne infectée ne s'aperçoit de rien. Parfois, cependant, deux à six semaines après l'infection, apparaissent des symptômes qui peuvent faire penser à une grippe : un peu de fièvre, des douleurs musculaires, des maux de tête.

Au cours de cette même période, des signes plus particuliers mais non spécifiques peuvent aussi faire leur apparition. Mais, curieusement, ces manifestations disparaissent après quelques semaines. Il est important de signaler que les tests classiques de détection des anticorps sont incapables de révéler l'infection par le VIH à ce stade. Leurs résultats restent habituellement négatifs pendant les premières semaines suivant la contamination, du fait que l'organisme ne contient que peu ou pas d'anticorps.

Le deuxième stade de l'infection est celui de la séropositivité*. Cela signifie que les anticorps peuvent désormais être détectés dans le sang par des tests adéquats. Mais la personne infectée n'a toujours aucun symptôme particulier. Très souvent, rien ne la pousse à demander un test. Mais elle est déjà infectieuse et peut transmettre le virus à ses partenaires au cours de relations sexuelles.

Chez la moitié des séropositifs, c'est en moyenne trente mois après l'apparition de la séropositivité que le troisième stade commence. La personne souffre cette fois d'un gonflement durable des ganglions. C'est la phase des adénopathies* persistantes. D'autres aspects pathologiques peuvent également être observés au cours de ce stade.

Ensuite, le déficit immunitaire devient plus sévère, et il est souvent accompagné de manifestations cliniques, dont les principales sont une candidose buccale, infection de la bouche causée par un champignon, et d'autres signes comme la fièvre, un amaigrissement, une asthénie, une diarrhée chronique.

Enfin, l'immunodéficience devient encore plus importante, de sorte que peuvent apparaître ce que l'on appelle des maladies opportunistes, qui sont dues à des germes déjà présents ou non dans l'organisme. Ces germes profitent du déficit marqué du système immunitaire pour se multiplier et entraîner des manifestations cliniques dans différents organes. Il s'agit alors de SIDA clinique. Il faut d'ailleurs rappeler que toutes ces maladies étaient déjà connues dans le cadre d'immunodépressions liées à d'autres causes que le VIH, comme la prématurité, la malnutrition, certains cancers, etc.

Nous parlerons ici des maladies opportunistes les plus fréquentes en France.

La pneumocystose, due à un protozoaire, *Pneumocystis carinii,* est responsable d'une atteinte pulmonaire grave. Elle est la maladie opportuniste la plus fréquente dans les pays développés, où elle affecte jusqu'à 85 % des patients.

La toxoplasmose est une infection parasitaire liée à un protozoaire, *Toxoplasma gondii.* De nombreuses personnes sont infectées par ce germe, mais de façon silencieuse et sans signe clinique, car un système immunitaire en bon état contrôle bien ce genre d'infection. En revanche, dans le cas d'une immunodépression, la toxoplasmose devient une infection opportuniste grave en provoquant des abcès dans le cerveau. Ces derniers se traduisent par des céphalées, des troubles de la conscience et des paralysies. Elle peut également avoir des manifestations oculaires et pulmonaires.

La fréquence de l'infection à cytomégalovirus (CMV) est liée à l'allongement de la survie obtenu par les différents traitements antiviraux. Le CMV est présent dans l'organisme sous une forme latente. Lors de l'immunodépression liée à l'infection par le VIH, le virus peut se multiplier, entraînant des atteintes de l'œil (rétinites) et des atteintes digestives ; les atteintes neurologiques et pulmonaires sont plus rares.

La cryptosporidiose est due à un protozoaire ; chez les mammifères, il s'agit de *Cryptosporidium parvum*. Elle se caractérise par des diarrhées aqueuses et profuses, mais elle peut également avoir une localisation biliaire, pancréatique et respiratoire.

Des cancers peuvent également se développer.

La maladie de Kaposi (également appelé sarcome de Kaposi) demeure encore la manifestation tumorale la plus fréquente, puisqu'elle représente plus de 80 % des cancers. La localisation, le plus souvent cutanée, est la manifestation première du SIDA chez environ 20 % des homosexuels (pour des raisons que l'on ignore, cette maladie est très peu fréquente chez la femme et chez les hommes hétérosexuels). Avec le temps, les localisations deviennent souvent extracutanées et les atteintes peuvent être ganglionnaires, digestives, pulmonaires, hépatiques ou spléniques (atteintes de la rate) et même cardiaques. Elles sont alors douloureuses et peuvent conduire à des hémorragies mortelles. D'autres cancers sont maintenant intégrés dans la définition du SIDA.

Un groupe de lymphomes malins, les lymphomes non hodgkiniens (LNH), sont principalement localisés en dehors des ganglions, bien qu'on trouve également une atteinte ganglionnaire et, plus rarement, des localisations cérébrales, digestives, pulmonaires et cutanées.

Le lymphome cérébral primitif est une tumeur du cerveau qui peut entraîner des troubles de la conscience. Il n'est pas toujours facile de le différencier d'une toxoplasmose cérébrale, et pourtant le diagnostic est important, dans la mesure où les traitements sont totalement différents.

Enfin, chez les femmes, le cancer du col de l'utérus est relativement fréquent.

En France, la survie moyenne d'un malade en SIDA clinique est d'environ dix-huit mois. Il ne faut pas confondre ce temps avec la période d'incubation, qui va de la primo-infection à la première maladie opportuniste et qui varie énormément d'une personne à une autre. Actuellement, elle est en moyenne de dix ans.

Mais d'où viennent les virus du SIDA?

A la réflexion, il peut sembler étrange que les premiers cas de SIDA n'aient été découverts qu'en 1981. Cette terrible maladie paraît ainsi nouvelle. Pourquoi le virus a-t-il attendu la fin du siècle pour se manifester? N'est-il vraiment apparu que très récemment sur notre planète ? Des recherches rétrospectives sur des sérums concervés depuis les années 70 apportent quelques lumières à ces questions.

Entre 1970 et 1980, des sérums avaient été recueillis par des médecins belges, à partir de jeunes femmes zaïroises récemment accouchées, pour étudier leur degré d'infection par le virus de l'hépatite B, une infection assez répandue dans cette partie de l'Afrique. Par chance, ces sérums avaient été conservés à l'état congelé. Il fut donc possible d'y rechercher les anticorps caractéristiques d'une infection par un VIH. Les résultats de ces études sont très démonstratifs.

Sur huit cents sérums de 1970, deux seulement ont été trouvés séropositifs, ce qui signifie que, parmi les femmes concernées, seulement 0,25 % d'entre elles étaient contaminées. En revanche, chez un groupe analogue de femmes, en 1980, 3 % des sérums prélevés étaient séropositifs. On en conclut que le virus du SIDA était déjà présent au Zaïre en 1970, mais assez peu diffusé, et que, entre 1970 et 1980, le nombre de femmes séropositives avait été multiplié par 12. Pendant ces dix années, la transmission du virus dans cette région avait donc déjà pris une certaine ampleur. D'autre part, on sait qu'il existait déjà une plus grande variété de souches virales en Afrique centrale que dans le reste du monde. On peut donc supposer que les virus du SIDA viendraient d'Afrique et que, partant de là, ils se seraient peu à peu répandus dans le monde entier.

Mais qu'en était-il avant 1970? Pour émettre une nouvelle hypothèse à ce sujet, il nous faut signaler un fait scientifique essentiel. Lorsque, sous l'effet de la transcriptase inverse, l'ARN viral est transcrit en ADN viral, il se produit souvent des erreurs. De sorte que, lorsque l'ADN du provirus est transcrit à son tour en ARN, cette molécule d'ARN peut être légèrement différente de l'ARN initial que possédait le virion dans sa capside. En conséquence, le virion qui se forme à partir du nouvel ARN n'est pas tout à fait identique à celui qui lui a donné naissance. On dit qu'il a muté, ou qu'il a subi une mutation.

Le VIH exploite jusqu'à l'extrême cette faculté de mutation, sans doute pour échapper au système immunitaire de chaque individu qu'il infecte. Les mutations au niveau des régions de son enveloppe reconnues par les anticorps sont extrêmement fréquentes. On peut ainsi classer les VIH qui existent dans le monde en huit ou neuf grands groupes. La plupart d'entre eux existent en Afrique.

On peut imaginer que, dans certaines régions d'Afrique, le virus existait, mais qu'il était alors incapable de détruire notre défense immunitaire. Mais, de mutation en mutation, il aurait évolué et aurait acquis cette désastreuse aptitude.

D'autres hypothèses ont été formulées. L'une d'entre elles consiste à imaginer que le virus existait depuis longtemps au sein de populations africaines isolées, sans que chez ces populations le virus ne provoquât le moindre dommage. Ces populations se seraient transmis le virus de génération en génération et se seraient adaptées à lui, pouvant alors le tolérer sans problèmes. Et, à cause des voyages, devenus de plus en plus fréquents, le virus aurait contaminé d'autres groupes humains non entraînés à vivre avec lui en bonne harmonie. Le SIDA serait alors apparu.

Cette supposition n'est pas aussi invraisemblable qu'elle peut le paraître *a priori.* En effet, on sait par exemple que, dans nos contrées, la rougeole est une maladie bénigne causée par un virus. Or, au moment de la conquête de l'Amérique, les conquistadores espagnols et portugais apportèrent ce virus avec eux. Les Indiens succombèrent en plus grand nombre aux assauts de ce virus qu'à ceux des conquérants ! Les Amérindiens, descendant probablement de populations asiatiques arrivées en Amérique du Nord par le détroit de Béring il y a dix ou quinze mille ans lors de la dernière période glaciaire, n'étaient pas génétiquement préparés à lutter contre le virus de la rougeole. Leur défense immunitaire était inefficace. Mais, en ce qui concerne le virus du SIDA, on n'a pas trouvé de populations qui soient résistantes à la maladie qu'il induit.

Une troisième hypothèse propose une origine simienne des virus humains. On sait, en effet, que des primates africains (singes verts, mangabeys, babouins, mandrills) sont infectés par des rétrovirus ayant la même structure que les VIH, mais très bien tolérés par ces animaux dont la défense immunitaire ne paraît pas altérée. Les analyses moléculaires ont montré que le VIH2 est très proche du virus du singe mangabey qui vit en Afrique de l'Ouest. Les VIH2 proviendraient-ils du passage du virus du singe à l'homme, lors de morsures ? C'est possible. Mais cette supposition est peu probable en ce qui concerne le VIH1, car le seul virus proche de celui-ci existe chez quelques chimpanzés seulement, et il est impossible de savoir s'il est allé du chimpanzé à l'homme ou s'il a suivi le chemin inverse.

Enfin, on ne peut exclure l'hypothèse suggérant que la grande virulence actuelle du virus serait due à une association avec d'autres facteurs viraux ou bactériens comme les mycoplasmes, qui se seraient eux-mêmes disséminés parallèlement dans le monde. Les mycoplasmes sont de petites bactéries dépourvues de membranes, pouvant revêtir des formes très variées. Certaines d'entre elles sont responsables des pneumonies, d'autres d'urétrites et de salpingites. Or, on a isolé une nouvelle espèce de mycoplasmes (nommée *Mycoplasma penetrans*) qui semble fréquente chez les séropositifs, alors qu'elle est extrêmement rare chez les séronégatifs.

Transmission du SIDA : le sexe et le sang

Nous allons aborder à présent l'un des thèmes les plus importants de ce livre : comment se transmet le virus du SIDA ?

Le SIDA est une maladie transmissible, mais elle n'est pas contagieuse. Elle ne se transmet pas « dans l'air» ou au travers d'une poignée de main, comme un simple rhume – et heureusement ! En fait, le virus du SIDA se transmet par le sang et les sécrétions sexuelles (sperme, sécrétions vaginales). Il peut également être transmis par une mère contaminée au fœtus ou au nouveau-né. Le VIH1 a été trouvé, mais en faible quantité, dans tous les liquides organiques des sujets infectés. On le trouve ainsi dans les larmes, la salive et l'urine. Cependant, ces quantités n'ont jamais été suffisantes, dans tous les cas constatés, pour infecter quiconque dans les contacts usuels de la vie professionnelle, domestique ou sociale.

En revanche, le cas est tout autre pour le sang et les sécrétions sexuelles : le sperme et les sécrétions vaginales peuvent contenir des doses infectantes du virus. Par ailleurs, alors que la peau saine ne laisse pas passer le virus, une peau malade (lésions, eczéma, blessures ou piqûres) peut ouvrir la porte au virus. Il est donc important de recouvrir toute lésion susceptible de saigner. Si la peau saine est protégée, les muqueuses (parois extérieures ou intérieures d'un organe non protégées par une couche cornée) ne le sont guère. L'infection par le virus du SIDA peut donc passer au travers du vagin, du col de l'utérus, du sillon balano-préputial (zone où le prépuce rejoint le gland), de l'anus, du rectum et de l'orifice urétral. On le voit, les modalités de contamination par le VIH sont multiples, mais ne concernent pas des contacts usuels établis dans la vie de tous les jours, sur un plan professionnel (hormis les professions médicales, *cf.* p. 48) ou social. Cette réserve est essentielle dans la mesure où elle signifie que l'on peut éviter la contamination, chose extrêmement difficile pour une simple grippe!

Il est certain que le mode de transmission principal des VIH est la voie sexuelle. L'épidémie s'est répandue aux États-Unis puis en Europe, d'abord chez les homosexuels masculins et chez les bisexuels, puis peu à peu chez les femmes partenaires de personnes infectées. Alors qu'en Afrique la maladie a toujours touché les hétérosexuels, ils ont été les derniers à être atteints en Europe.

Nous l'avons dit, la transmission du virus du SIDA peut se faire d'homme à homme dans les rapports homosexuels. Elle peut également passer d'homme à femme ou de femme à homme dans le cas de rapports hétérosexuels. Toutes les pratiques sexuelles sont susceptibles de transmettre le virus, qui, passant par la voie du sang ou des sécrétions sexuelles, est présent dans toutes les formes de rapports où les organes génitaux et les muqueuses sont impliqués. La sodomie (pratique des rapports anaux) est un facteur de risque supplémentaire.

On a également constaté que le risque de contamination par le virus du SIDA est plus grand lorsque la maladie est déjà à un stade avancé chez le partenaire infecté. Il est à noter aussi que les jeunes femmes de moins de vingt ans et les femmes âgées de plus de quarante-cinq ans ont davantage de risques d'être contaminées que les autres en raison de la fragilité de leurs muqueuses. Par ailleurs, la pratique de rapports sexuels pendant les règles peut être un facteur de risque aggravant. Il est aussi important de souligner le fait que l'existence préalable d'affections génitales (herpès, mycose) favoriserait également la transmission du virus du SIDA, en rendant les muqueuses plus vulnérables.

Se protéger systématiquement en utilisant des préservatifs dans le cas d'une multiplicité de partenaires et éviter les contacts entre la bouche et les organes génitaux ou les muqueuses est indispensable pour éviter la contamination par le VIH. Le baiser profond peut théoriquement également entraîner un risque, surtout s'il existe des lésions dans la bouche de l'un des partenaires. Néanmoins, un tel cas de transmission du virus n'a pas encore été enregistré. Il faut également rappeler la valeur de la fidélité entre partenaires et de l'abstinence.

Le sang constitue la deuxième voie par laquelle la transmission du virus du SIDA est possible. Elle concerne en premier lieu les toxicomanes qui utilisent des drogues injectables. Sur les 50 000 cas de SIDA observés aux États-Unis, on a relevé que 17 %, à la date du 1er février 1988, étaient des hétérosexuels utilisateurs de drogues injectables. Ces pourcentages, toujours aux États-Unis, n'ont pas beaucoup varié depuis lors. En revanche, en Europe, on a constaté que le pourcentage de cas de SIDA signalés chez les toxicomanes par voie veineuse était passé de 1 % en 1984 à 20 % en 1993. On relève également des pourcentages particulièrement élevés dans les régions méditerranéennes (44 % en Provence-Alpes-Côte d'Azur).

Le virus du SIDA se transmettant par le sang, il est aisé de comprendre que la cause principale de sa transmission chez les toxicomanes réside dans leur habitude de réutiliser les mêmes seringues et de les échanger. Pour diminuer ces risques, certains pays ont décidé de mettre les seringues en vente libre, ou de promouvoir leur échange contrôlé (en France, un camion aménagé par Médecins du monde se poste à heures fixes en un lieu connu des toxicomanes et procède à l'échange des seringues). Mais il existe aussi une technique simple et efficace pour éviter la contagion par une seringue déjà utilisée : il suffit de stériliser les seringues à l'eau de Javel.

Par ailleurs, l'emploi par les personnels de santé d'aiguilles et de seringues mal stérilisées a été à l'origine d'un nombre important de transmissions du VIH, surtout en Afrique. Des épidémies résultant de transmissions de ce type ont également été observées en Roumanie en 1990 et en Union soviétique en 1989.

La transmission aux personnels de santé est possible, mais heureusement le risque est assez faible. Les piqûres accidentelles avec du sang contaminé font partie des dangers les plus grands. On estime à 0,4 % le risque de contamination par une petite blessure de ce type. En conséquence, on recommande aux chirurgiens le port d'une double paire de gants. Il est également souhaitable qu'ils changent de gants toutes les deux heures. Fin 1993, on a recensé une centaine de cas de contamination professionnelle dans le monde, la plupart d'entre eux résultant d'une piqûre d'aiguille souillée de sang. D'autres cas semblent résulter d'une projection sur une muqueuse ou une peau lésée. Ce chiffre, même s'il est faible, doit être pris en considération.

Les transfusions sanguines, souvent indispensables pour sauver la vie de certains malades, ont malheureusement constitué avant 1985 une voie très efficace de transmission des virus du SIDA. Depuis cette époque, un très grand nombre de cas de SIDA se sont déclarés, dans de nombreux pays, à la suite de transfusions sanguines.

Actuellement, dans les pays occidentaux, le risque de contamination par transfusion sanguine est devenu très faible depuis l'instauration en 1985 du dépistage systématique des anticorps anti-VIH dans le sang des donneurs. Mais attention ! Si ce risque est extrêmement faible, il n'est en fait jamais nul. Le dépistage du virus du SIDA peut donner un résultat négatif chez un sujet infecté depuis peu de temps. Aussi faut-il éviter les dons sanguins de personnes ayant des comportements à risque (partenaires multiples, toxicomanes, etc.).

La contamination des hémophiles

Certaines personnes sont atteintes d'une maladie chronique invalidante : l'hémophilie. Il s'agit d'une maladie génétique due à ce que l'organisme ne fabrique pas en quantité suffisante certaines protéines indispensables pour une bonne coagulation du sang. L'hémophilie peut être plus ou moins sévère. Quand le déficit est très important (hémophilie sévère), des hémorragies spontanées se produisent fréquemment chez le malade et peuvent mettre sa vie en danger. Dans les cas d'hémophilie atténuée, où le déficit n'est pas très important, les hémorragies, tout en étant dangereuses, ne se produisent que par un traumatisme (blessure, par exemple) ou lors d'une intervention chirurgicale. Pour pallier ces inconvénients, les hémophiles reçoivent régulièrement des injections des protéines qui leur manquent.

En 1980, la France comptait environ cinq mille hémophiles, jeunes pour la plupart. Grâce aux produits sanguins dérivés du sang, ces personnes pouvaient non seulement survivre, mais encore mener une vie presque normale. Les compagnies d'assurance acceptaient de les assurer sur la vie.

A partir de 1980, les produits sanguins furent fabriqués industriellement en rassemblant de grandes quantités de sang en provenance de milliers de donneurs (concentrés). Or, en 1982, donc avant la découverte du virus VIH, on enregistra aux États-Unis deux cas de SIDA chez des hémophiles, dont on savait par ailleurs qu'ils n'avaient aucune raison connue d'être contaminés, car ils n'appartenaient à aucun groupe à risque. Depuis cette époque, nombreux furent les hémophiles contaminés par les produits sanguins nécessaires à leur traitement.

Une étude menée en Europe a montré que les hémophiles danois ayant reçu des produits sanguins en provenance des États-Unis étaient beaucoup plus fréquemment contaminés par le SIDA que les hémophiles écossais ou belges qui étaient traités par des produits locaux. L'explication en est que le SIDA était à l'époque beaucoup plus répandu aux États-Unis qu'en Europe, et que les produits américains provenaient largement de dons de sang rémunérés, ce qui intéressait tout particulièrement certaines populations à risque.

En France, comme dans beaucoup de pays, de nombreux hémophiles ont été contaminés avec des produits sanguins infectés par le VIH. En 1994, 45 % des hémophiles français ayant reçu à titre préventif des produits sanguins d'origine industrielle sont contaminés par le virus du SIDA.

Depuis 1985, on a mis au point des procédés d'inactivation du virus par le chauffage – cette technique ne peut être utilisée pour le sang lui-même du fait de la fragilité des cellules qu'il contient – ou par des détergents, et on procède à une purification plus poussée des facteurs de coagulation, ce qui permet de garantir que les produits dérivés sont sûrs.

La transmission de la mère à l'enfant

Le cas de la contamination des enfants par le VIH est un problème grave. En effet, dans les pays où le dépistage du virus du SIDA dans les produits sanguins est devenu systématique et où le matériel nécessaire aux injections est convenablement stérilisé, les enfants ne peuvent être contaminés que si leur mère est elle-même infectée. Les statistiques montrent que 20 à 30 % des enfants nés de mères infectées sont eux-mêmes, à la naissance, déjà contaminés par le virus du SIDA. C'est le sang qui véhicule le virus dans la mesure où, lors de la vie fœtale et de l'accouchement, des échanges sanguins se produisent entre la mère et le fœtus. Cette transmission se fait dans la plupart des cas au moment de l'accouchement et elle a d'autant plus de risques de se produire que la mère est à un stade plus avancé du SIDA.

On sait maintenant que 15 à 20 % des enfants ainsi contaminés développent rapidement un déficit immunitaire sévère, probablement lié à une réplication virale qui se serait ainsi produite lors de leur vie intra-utérine. Diverses infections – neurologiques, pulmonaires, digestives – apparaissent vite. Ces enfants survivent rarement au-delà de un à deux ans. Chez les autres où, sans doute, la contamination du fœtus se situe en fin de grossesse, c'est-à-dire à un moment où leur système immunitaire est déjà en place, la maladie évolue chez l'enfant comme chez l'adulte.

Il est difficile de savoir si un bébé né de mère infectée l'est lui-même. En effet, après la naissance, les anticorps maternels sont présents chez l'enfant jusqu'à environ douze à dix-huit mois. Les anticorps détectés peuvent donc être les siens ou ceux de sa mère. Or, il est possible, dans le mois qui suit sa naissance, de pratiquer un isolement viral associé à une technique faisant appel à la biologie moléculaire. On peut ainsi savoir rapidement si le virus est réellement présent chez le bébé.

Pour conclure, il faut attirer l'attention sur le fait que le lait maternel peut également être contaminant. Les mères contaminées ne devraient donc pas allaiter leur enfant. Dans les pays en voie de développement, l'OMS (Organisation mondiale de la santé) conseille quand même l'allaitement car le lait artificiel, s'il est préparé avec de l'eau polluée, peut être encore plus nocif que celui de la mère.

Ce bref panorama des différents modes de transmission du SIDA vient confirmer notre introduction. Il s'agit d'une maladie transmissible par le sang, par les contacts sexuels, mais pas par les contacts de la vie courante.

Et les moustiques ?

La question de savoir si les piqûres d'insectes peuvent transmettre le virus est souvent posée. Heureusement, il n'en est rien. En effet, la quantité de sang transportée par les insectes piqueurs n'est jamais suffisamment grande pour contenir une dose infectieuse de virus. N'oublions pas que la trompe d'un moustique ne peut contenir que 2 millièmes de millimètres cube de sang, et que celui-ci est digéré dans l'estomac de l'insecte, ce qui inactive le virus d'une manière aussi efficace que le chauffage ou les détergents. De plus, les études épidémiologiques confirment l'absence de ce mode de transmission. On constate en effet que les jeunes enfants, y compris en Afrique, ne sont contaminés que par une mère infectée.

Pour conclure, le SIDA est une maladie évitable. A nous, par tous les moyens que nous donne la prévention, de ne pas transformer l'épidémie en une fatalité. Mais attention, le SIDA est une maladie transmise par un virus qui ne connaît ni frontières ni différences entre cultures, races ou religions. La lutte ne peut donc être réellement efficace qu'à l'échelle de la planète. Pour cela, il faut connaître la situation du SIDA dans le monde : ce sera l'objet du chapitre suivant.

Le SIDA dans le monde

Actuellement, le SIDA est un problème mondial. Les modes de recensement des différents cas varient sans doute selon les pays. De même, diffèrent les moyens et les méthodes mis en œuvre pour lutter contre la transmission du virus. L'OMS tente de centraliser l'information concernant l'évolution de l'épidémie. Le tableau suivant montre l'augmentation des cas de SIDA qui lui ont été déclarés depuis 1980.

	Afrique	Amériques	Asie	Europe	Océanie
1980	0	66	2	4	0
1982	3	1 054	2	82	2
1984	82	6 253	4	578	45
1986	2 441	16 922	54	2 635	240
1988	11 753	74 862	243	12 594	958
1990	63 842	153 720	790	34 056	1945
1991	120 547	237 436	1 018	60 485	3047
1992	211 032	313 083	2 582	80 810	4082
1993	331 376	523 777	8 968	115 668	5 330

Ces chiffres ne peuvent avoir qu'une valeur indicative. En effet, le nombre de cas déclarés dans certains pays, et notamment en Afrique, est sans doute très inférieur à la réalité, compte tenu des difficultés pour effectuer des enquêtes ou des dépistages dans des conditions de vie déjà très difficiles. Selon les estimations de l'OMS, début 1991, il y aurait en fait environ 800 000 victimes du SIDA dans le seul continent africain. On peut en déduire que les deux tiers des cas de SIDA sont localisés en Afrique.

Mais la distribution de l'épidémie n'est jamais réellement uniforme. Ainsi, le nombre de malades à l'intérieur d'un même continent varie énormément d'un pays à l'autre. Par exemple, l'épidémie n'ayant touché les pays d'Europe de l'Est que récemment, on y constate moins de cas qu'en Europe occidentale. Fin septembre 1991, on comptait 73 malades en Hongrie et 12 en Bulgarie, alors que la France en avait déjà enregistré 16 552, l'Espagne 10 101 et l'Italie 10 584. La même observation vaut pour la totalité du continent américain. Les États-Unis avaient enregistré, fin septembre 1991, 191 601 cas de SIDA alors que l'Argentine, à la même date, n'en recensait que 920.

On constate également que la contamination est beaucoup plus importante dans les très grandes villes. On dit, par exemple, que New York est la capitale du SIDA : en août 1991, on y avait recensé (en comptabilisant tous les cas depuis 1980) 35 813 cas, ce qui signifie que New York, à elle seule, comptait le cinquième des malades enregistrés sur l'ensemble des États-Unis (à titre de comparaison, ce chiffre relevé à New York représente le double – pour la même époque – de celui relevé en France). Entre le début de l'épidémie et la fin du mois d'août 1991, 23 763 New-Yorkais étaient déjà morts du SIDA. Dans la grande cité américaine, le SIDA était devenu la première cause de mortalité chez les hommes âgés de vingt-cinq à quarante-cinq ans.

Si la contamination par le SIDA varie selon les continents, les pays et les villes, elle varie également – et hélas ! logiquement – parce que la nature des groupes à risque varie selon les régions et les cultures. On constate qu'à New York, par exemple, ce sont les hommes homosexuels et les toxicomanes qui sont principalement atteints, et qui représentent respectivement 43 % et 44 % des cas déclarés durant le premier semestre 1991. La contamination varie également en fonction des classes sociales et des groupes ethniques : toujours à New York, le SIDA touche surtout les classes défavorisées.

Au 2 juillet 1993, les nombres de cas de SIDA répertoriés depuis le début de l'épidémie dans quelques pays d'Europe étaient les suivants :

France	24 226
Espagne	18 347
Italie	16 860
Allemagne	9 697
Royaume-Uni	7 341
Suisse	3 028

Dans chaque continent, la propagation de la maladie possède des traits particuliers en fonction de l'histoire de son évolution et de la nature des groupes à risque.

Ainsi, en Afrique, la situation est très différente de celle observée aux États-Unis ou en Europe. En effet, on y constate que femmes et hommes sont contaminés par le VIH d'une manière identique, car la transmission du virus a lieu essentiellement lors de relations hétérosexuelles. En Asie du Sud-Est, en revanche, les premiers touchés ont été les toxicomanes (dans une proportion pouvant atteindre 50 % dans certaines villes). Autre exemple, à Bombay, ce sont les prostituées qui sont touchées : on estime à 20 % la proportion de prostituées infectées dans cette ville.

Il nous faut également citer le cas de la Thaïlande qui semble particulièrement préoccupant. Début 1990, l'OMS estimait à 50 000 les séropositifs dans ce pays (pour une population d'environ 56 millions). En 1994, leur nombre est de l'ordre de 600 000. Le docteur Merson, directeur à l'OMS du programme de lutte contre le SIDA, déclarait que « la Thaïlande est passée d'une situation pratiquement sans infection, à une situation où le pourcentage de séropositifs dans la population adulte générale atteint peut-être 4 % dans certaines régions », sans doute au départ à cause du tourisme sexuel et de la toxicomanie, relayés par la dispersion des prostituées dans tout le pays.

Ce bref tour d'horizon ne nous permet pas de donner des chiffres absolument précis. En effet, il est très difficile d'évaluer le nombre de personnes infectées par le VIH, mais non encore sidéennes. Il faut rappeler que la maladie peut ne se déclarer que très longtemps après la primo-infection. Une étude entreprise à ce sujet a été édifiante : pendant sept ans, un groupe de séropositifs a été suivi médicalement : un tiers du groupe a développé un SIDA, un autre tiers a été atteint d'une forme mineure de SIDA (appelée ARC), le dernier tiers est resté, pendant les sept années, constitué de sujets asymptomatiques, c'est-à-dire apparemment en bonne santé.

Actuellement, on pense que 60 % des personnes infectées développeront un SIDA dans les douze ans qui suivent l'infection. Mais d'autres personnes pourront le développer quinze ans ou vingt ans après. Aussi, plus que jamais, la prévention demeure le seul moyen de se prémunir contre une maladie qui peut être transmise sans que la personne infectée – et transmetteuse – n'en soit elle-même consciente. On estime à environ 40 000 le nombre des Françaises et des Français infectés par le VIH qui ne le savent pas.

Comptabiliser les personnes infectées par le SIDA se révèle donc une tâche fort difficile. Selon les évaluations de l'OMS, le nombre de porteurs du virus, en juillet 1994, serait de l'ordre de 17 millions dans le monde, dont 1 million en Amérique du Nord, plus de 1 million en Amérique du Sud, plus de 9 millions en Afrique, environ 500 000 en Europe (dont un peu plus de 100 000 en France) et près de 2 millions en Asie. A l'échelle mondiale, un adulte sur 250 serait porteur du virus. En Afrique subsaharienne, ce rapport s'élèverait à 1 sur 40 !

L'OMS prévoit que, d'ici l'an 2000, le nombre d'adultes infectés dans le monde atteindra entre 20 et 40 millions. Plusieurs millions d'enfants naîtront séropositifs et une dizaine de millions d'enfants deviendront orphelins en raison de la mort de leurs parents à cause du SIDA.

Constatation tragique supplémentaire : ce sont les pays en voie de développement qui sont et resteront les plus touchés par l'épidémie de SIDA. On prévoit qu'en Afrique, en raison du SIDA, l'espérance de vie passerait de cinquante à quarante-sept ans aux alentours de 2010 et que la croissance démographique en serait elle-même affectée. Les lits d'hôpitaux, dans la plupart des grandes villes africaines, sont déjà occupés (pour 20 à 40 % d'entre eux) par des malades du SIDA.

Il faut également tenir compte des conséquences économiques et sociales de cette maladie. Dans l'ensemble des pays industrialisés, le coût annuel des soins de santé pour les malades atteints du SIDA se compte en milliards de dollars. On peut déjà imaginer l'impact de la maladie, sur le plan économique et social, dans les pays les plus pauvres.

Est-il nécessaire d'insister ? Cette énumération des chiffres du SIDA à travers la planète montre que la maladie est déjà devenue un problème mondial. Les gouvernements, de nombreuses associations, de grandes organisations internationales, des milliers de chercheurs scientifiques et de médecins sont entrés dans la lutte contre ce nouveau fléau. La bataille est dure, car, comme nous allons le voir, ils doivent faire face à un agresseur particulièrement redoutable.

Le virus du SIDA provoque une déficience du système immunitaire qui évolue lentement, mais entraîne diverses maladies dites maladies opportunistes. Ces dernières peuvent récidiver et aller jusqu'à entraîner la mort du patient.

En cas d'infection, divers traitements existent qui permettent de ralentir l'apparition de la maladie, mais actuellement, à défaut d'un vaccin qui reste à mettre au point, le seul moyen efficace de se protéger contre ce virus est la prévention.

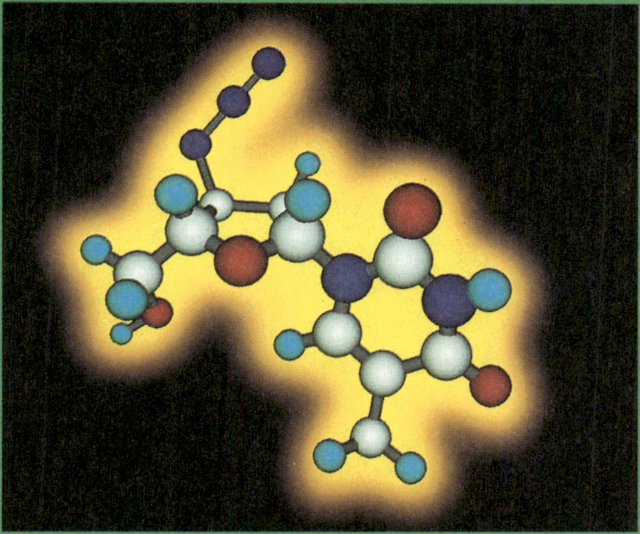

Que faire ?

La molécule d'AZT
(page précédente).
Ce modèle moléculaire montre l'enchaînement des atomes dans l'AZT ou zidovudine. Cette molécule constitue actuellement le médicament antiviral le plus utilisé au cours du traitement du SIDA. Malheureusement, il provoque des effets secondaires gênants et, au bout d'un certain temps, des virions capables de lui résister apparaissent.

Pour lutter contre une maladie infectieuse, nous pouvons généralement recourir à deux méthodes : prévenir et guérir. La première consiste à éviter que la maladie ne se déclare. Tel est, par exemple, le rôle des vaccins. La seconde consiste à aider l'organisme à lutter contre une maladie déjà déclarée, en lui administrant des substances diverses (antibiotiques, etc.).

Dans cette seconde partie, nous allons décrire – brièvement et aussi simplement que possible – l'état actuel de la recherche. Nous ne possédons aujourd'hui aucun remède ni aucun vaccin qui soient totalement efficaces contre le SIDA. Si tel était le cas, l'épidémie aurait été maîtrisée ! La recherche de médicaments et de vaccins doit donc se poursuivre sans relâche.

En attendant, il ne nous reste qu'à lutter de toutes nos forces pour que les gens sains ne soient pas infectés par le virus (grâce à la prévention) et que ceux qui en sont porteurs puissent vivre dans les meilleures conditions possibles.

Prévenir, guérir et aider sont donc les trois actions grâce auxquelles on pourra peut-être un jour stopper le fléau.

Quels sont les chemins qui peuvent nous conduire vers ce but ?

Prévenir

A la recherche d'un vaccin

Sans nul doute, la solution idéale pour le problème que pose le VIH serait de découvrir un vaccin qui permettrait d'en arrêter le développement et la prolifération. C'est grâce à un vaccin, utilisé systématiquement et mondialement, que l'on a pu, par exemple, faire disparaître la variole. Il est donc normal de considérer que la mise au point de vaccins contre le SIDA est un objectif d'une importance fondamentale et il n'est nullement surprenant de voir de nombreuses équipes de chercheurs qui tentent de l'atteindre.

Qu'est-ce qu'un vaccin contre un virus ? C'est tout simplement une souche virale non pathogène ou des produits dérivés du virus contenant un ou plusieurs antigènes analogues aux antigènes du même virus lorsqu'il est décomposé au sein de l'organisme par les macrophages. Lorsque les substances vaccinales sont administrées à un être sain, elles provoquent chez lui une réaction de défense du système immunitaire.

Ainsi, lorsque l'intrus réel se présente, le système immunitaire est déjà prêt pour le recevoir.

Revenons quelques instants sur le fonctionnement du système immunitaire. Ce dernier réagit différemment selon qu'il a déjà rencontré ou non un antigène donné. On appelle sa réaction face à une première rencontre une réponse primaire et, dans le cas contraire, une réponse secondaire.

La réponse primaire comporte plusieurs phases : la première commence lorsqu'un intrus est rencontré par les cellules du système immunitaire. Les anticorps apparaissent. Le temps nécessaire à leur fabrication dépend de l'antigène, de sa dose, de sa voie de pénétration dans l'organisme. Il varie de quelques jours à quelques semaines. Dans les phases suivantes, la quantité d'anticorps augmente très rapidement, puis atteint un plateau et, finalement, décline peu à peu.

Dans le cas où l'intrus est déjà connu (soit parce qu'on a été vacciné, soit parce qu'on a déjà été atteint par la maladie dans le passé), on retrouve ces phases, mais leurs caractéristiques sont différentes. La première phase, celle de la fabrication des anticorps, est plus brève. La dose d'antigène nécessaire pour déclencher cette fabrication est nettement plus faible. Puis, la production d'anticorps se fait plus intense et dure plus longtemps que lors d'une réponse primaire. En somme, cela signifie que la défense immunitaire est beaucoup plus efficace au cours de la réponse secondaire. Notre corps tire les leçons de l'expérience passée et il sait mieux se défendre la deuxième fois !

En effet, lors de la réponse primaire, notre système immunitaire a formé des cellules dites « mémoires ». Elles peuvent « reconnaître », identifier très vite l'antigène qu'elles ont déjà rencontré. Ce sont ces cellules qui prolifèrent au cours de la réponse secondaire. Le vaccin donne donc à notre organisme l'occasion d'effectuer – face aux antigènes qu'il contient – une réponse primaire, de manière que, si nécessaire, la réponse secondaire vienne à temps et soit plus efficace.

Les vaccins existent depuis le XIXe siècle et ils servent actuellement à nous protéger de nombreuses maladies qui vont de la rougeole à la poliomyélite, en passant par la coqueluche ou la rubéole. Il existe quatre méthodes pour les fabriquer.

Un vaccin inactivé est, par exemple, composé de virions qui ont perdu leurs pouvoirs infectieux. Le vaccin actuellement utilisé contre la rage est un vaccin de ce type. Plusieurs équipes de chercheurs travaillent à la mise au point d'un vaccin inactivé pour le SIDA. Dans le cas de cette maladie, il est clair que, si l'inactivation n'est pas totale, le vaccin pourrait avoir des conséquences catastrophiques, en déclenchant le SIDA.

Une autre méthode permet d'obtenir des vaccins vivants atténués. Dans ce cas, on utilise des souches virales ou bactériennes qui, tout en étant vivantes, ne provoquent pas la maladie ; en revanche, elles ressemblent suffisamment aux souches qui la provoquent pour permettre la formation d'anticorps efficaces dans un cas comme dans l'autre. Cette méthode est difficilement applicable dans le cas du SIDA : on ne peut courir le risque d'utiliser des souches de virus « inoffensifs », car ils pourraient devenir virulents en se recombinant génétiquement avec des virus qui provoquent la maladie, ou même introduire à long terme des cancers.

Une troisième technique est celle des vaccins utilisant d'autres agents comme vecteurs des gènes du virus. Elle consiste à fabriquer des virus ou des cellules chimères, cellules dont l'ADN contient un ou plusieurs gènes du VIH, ce qui permettrait la formation d'un ou de plusieurs antigènes de ce virus et de déclencher la réponse primaire à ces antigènes. La société Pasteur-Mérieux Sérums et Vaccins expérimente chez des volontaires un vaccin de ce genre. Il est constitué par le virus d'une maladie des oiseaux, le canari-pox, dans lequel on a inséré le gène qui permet de fabriquer une protéine de l'enveloppe du VIH. Le virus du canari-pox est totalement inoffensif pour l'homme. Reste à voir comment réagit le système immunitaire des volontaires face à l'antigène de l'enveloppe des VIH qui leur est ainsi administré.

Enfin, la quatrième technique est celle des vaccins sous-unitaires. Dans le cas de la recherche d'un vaccin contre le SIDA, c'est elle qui actuellement semble la plus avancée. Cette technique consiste à préparer un vaccin à partir d'un antigène extrait d'un VIH ou fabriqué par synthèse chimique. Cet antigène doit être choisi avec un soin particulier : il doit déclencher une défense immunitaire efficace contre toutes les souches virales qui provoquent la maladie. Plusieurs molécules sont candidates pour être à l'origine d'un tel vaccin. Encore faut-il qu'elles soient capables d'induire la production d'une quantité d'anticorps suffisante pour neutraliser l'attaque d'un virus réel. On pourrait aussi tenter d'utiliser un mélange d'antigènes. La plupart des chercheurs préparant actuellement des candidats-vaccins sous-unitaires contre le SIDA utilisent comme antigène les glycoprotéines de l'enveloppe du VIH.

L'une des principales difficultés que rencontre la recherche d'un vaccin contre le SIDA est le manque de modèles animaux. Seuls les macaques infectés par le SIV (virus proche du VIH2) sont atteints d'une maladie proche du SIDA humain, mais le virus n'est pas le même. Par ailleurs, le seul animal proche de l'homme infectable par le VIH est le chimpanzé, mais son infection n'entraîne pas le développement de la maladie. Il semble que le chimpanzé se défende mieux que l'homme contre le virus, que ce dernier se réplique beaucoup moins bien dans les tissus de ce singe.

Le chimpanzé reste cependant un modèle indispensable pour tester le pouvoir protecteur des candidats-vaccins contre le VIH. Si un tel pouvoir protecteur se manifeste, il devient possible d'expérimenter sur l'homme. Les problèmes qui se posent alors sont de différents ordres, à la fois scientifique, éthique et juridique. Il est nécessaire, par exemple, de vérifier l'innocuité du candidat-vaccin et notamment sa non-toxicité. De même, il faut avoir la quasi-certitude que ce candidat-vaccin possède un pouvoir protecteur de longue durée, et qu'il serait actif contre tous les mutants connus des VIH.

Ce n'est qu'après de longs essais effectués sur un petit nombre de volontaires que l'on possédera un ou plusieurs candidats-vaccins satisfaisant à ces critères. On pourra alors passer, avec le concours de l'OMS, à une expérimentation sur une grande échelle, portant sur plusieurs milliers de sujets. Certains pays – comme le Brésil, l'Ouganda, la Thaïlande – se sont déjà portés volontaires pour participer à de telles expérimentations.

Il reste, hélas, de nombreux obstacles à surmonter avant de parvenir à mettre au point un vaccin contre le SIDA : le virus est variable, il se transmet par les muqueuses, l'effet protecteur des vaccins ne semble pas encore durable et il est très difficile de faire des essais efficaces sur l'homme. C'est pourquoi, en attendant, seules des mesures préventives à grande échelle, adaptées à tous les contextes sociaux et culturels, peuvent ralentir l'extension de l'épidémie. Ces mesures ne sont pas de l'ordre de la recherche et de la médecine, mais de l'ordre du comportement de chacun vis-à-vis de l'infection. A cet égard, nous sommes tous responsables.

Une question de comportement

Dans l'attente de solutions médicales pour le traitement du SIDA et de la vaccination contre cette maladie, la prévention reste actuellement la seule manière d'éviter la diffusion de l'épidémie. Or, il est essentiel de noter que la prévention, dans ce cas, passe par un changement important de nos comportements, et en particulier des comportements sexuels.

Les produits sanguins nécessaires aux hémophiles et les transfusions sanguines sont maintenant soigneusement contrôlés dans de nombreux pays, en particulier dans les pays occidentaux. En conséquence, les deux modes majeurs de transmission du SIDA qui restent sont les relations sexuelles et l'échange de seringues pratiqué par les toxicomanes.

Rappelons brièvement ce qui a déjà été dit dans le chapitre consacré au mode de transmission du SIDA : c'est essentiellement par un échange de sang, de sperme ou de sécrétions vaginales que la transmission du virus se produit. Une peau saine ne laisse pas traverser le virus. Lorsque la peau est lésée, en revanche – par de l'eczéma, une blessure ou une piqûre (hormis les piqûres d'insectes) –, elle peut offrir un accès au virus. Par ailleurs, ce sont principalement les muqueuses qui laissent entrer les virus : le vagin, le col de l'utérus, l'anus, le rectum et le sillon balano-préputial sont les principaux endroits du corps par lesquels le virus peut être transmis. De ce fait, il est clair que les pratiques sexuelles, en dehors de toute protection, sont extrêmement risquées, sauf dans le cas d'une fidélité réciproque. En dehors de ce cas privilégié, toutes les pratiques sexuelles sont porteuses de risques : rapports homosexuels, rapports hétérosexuels, tout contact entre la bouche et le sperme, ou la bouche et les sécrétions vaginales.

Dans tous les cas, la seule protection efficace contre le SIDA est actuellement l'emploi du préservatif (en France, il faut utiliser ceux portant le label NF), associé à une grande prudence des gestes.

La manière d'utiliser le préservatif est fréquemment décrite. Quelques règles de base sont à observer : mettre le préservatif avant le début du rapport, sur la verge en érection ; s'il ne possède pas de réservoir, en créer un en le pinçant sur 1 ou 2 cm avant de le dérouler ; se retirer avant que l'érection ne soit terminée, en maintenant le préservatif à la base pour éviter les fuites ; puis le jeter : un préservatif ne doit servir qu'une fois. Les préservatifs ne sont pas inaltérables : la date limite inscrite sur la boîte doit être considérée sérieusement. De plus, certains lubrifiants, comme la vaseline, peuvent avoir un effet irritant ou même augmenter la porosité du latex. Il convient donc de n'utiliser que des lubrifiants aqueux. Enfin, il faut savoir que des préservatifs féminins, en polyuréthane, sont actuellement à l'essai. Ils permettront d'éviter les problèmes d'allergie au latex rencontrés par certaines personnes.

Il a été dit que l'usage du préservatif diminue le désir sexuel et le plaisir. Hors tout jugement subjectif à ce propos, une chose demeure certaine : les quelques inconvénients qu'il présente sont sans commune mesure avec la protection efficace qu'il assure, s'il est bien utilisé, contre le virus du SIDA.

On a également pensé – toujours dans le cadre de la prévention – à l'utilisation intravaginale de gelées ou d'ovules virulicides (qui détruisent les virus). Le problème de ces produits est qu'ils peuvent provoquer une inflammation des muqueuses. Or, celles du col de l'utérus sont très fragiles. Leur inflammation fait naître des microlésions qui sont autant de portes d'entrée pour le virus. Des recherches sont donc nécessaires pour améliorer ces produits et les rendre protecteurs.

D'une façon générale, de bonnes pratiques d'hygiène sont toujours recommandées, avant et après tout rapport sexuel.

Il est important de savoir qu'il existe de nombreux centres anonymes et gratuits pour le dépistage du SIDA. Vérifier sa séronégativité peut être un bon début pour une relation sexuelle fidèle et durable. Elle est également essentielle dans le cas où la relation vise la procréation, autant dans l'intérêt de l'enfant à naître que dans celui de ses parents.

La pratique des toxicomanes, qui consiste à échanger des seringues utilisées, constitue un second mode majeur de contamination. La prévention ici aussi est possible. Non seulement il existe des seringues jetables, mais les seringues en verre peuvent elles-mêmes être stérilisées en les faisant bouillir au minimum une quinzaine de minutes dans l'eau. Les seringues en matière plastique peuvent elles aussi être stérilisées en les rinçant à l'eau de Javel. Le matériel qui sert à préparer la drogue peut, lui aussi, transmettre le virus s'il n'est pas stérilisé.

D'une manière générale, une bonne prévention passe par une grande vigilance vis-à-vis de tous les instruments qui servent à percer la peau, et par une vérification systématique de leur stérilisation. C'est le cas en particulier des aiguilles utilisées en acupuncture, en mésothérapie, pour le percement des oreilles ou pour le tatouage. Les brosses à dents elles-mêmes, dans la mesure où elles occasionnent de petites lésions sanguinolentes, ne devraient pas être échangées.

Le troisième mode de dissémination du virus du SIDA consiste en sa transmission par une mère infectée à l'enfant auquel elle donne naissance. Nous l'avons déjà dit, cette transmission peut avoir lieu dès la vie intra-utérine ou lors de l'accouchement. Un enfant sur cinq, né de mère infectée, l'est également. Avoir un enfant, quand on est séropositive, c'est lui faire courir un grand risque de maladie dans les mois ou les années qui viennent, c'est aussi risquer d'en faire plus tard un orphelin.

Il existe également une probabilité assez importante pour que le virus soit transmis par le lait maternel. Il peut donc être raisonnable pour une mère séropositive de ne pas allaiter son enfant, surtout si du lait sain est mis à sa disposition. Dans certains pays en voie de développement, la probabilité de transmission de nombreuses autres maladies par le lait non maternel est telle que l'on est obligé de choisir entre deux maux : d'une part, le risque – important mais non total – pour l'enfant de recevoir le virus du SIDA avec le lait maternel, et, d'autre part, le risque – souvent certain et mortel – d'être touché par d'autres maladies, au cas où c'est le lait non maternel qui est utilisé.

La prévention passe, dans tous les cas, par l'information et l'éducation. En 1992, 20 à 25 % des personnes infectées se trouvaient dans la classe d'âge comprise entre dix et vingt-quatre ans. Les recommandations concernant le SIDA et les moyens de l'éviter doivent donc transiter par l'école, le lycée, les facultés, les lieux de travail, car il s'agit de prendre, le plus rapidement possible, l'habitude des bons réflexes et des bons comportements face à cette maladie.

Or, l'histoire du SIDA est intimement liée à celle de la sexualité et à celle de la toxicomanie, deux sujets dont il est souvent difficile de parler. Ainsi, parfois, la mise en place de ces enseignements se heurte à des résistances d'ordre culturel, philosophique ou religieux. En février 1991, le Conseil de l'éducation de la ville de New York vota un plan prévoyant une information sur le SIDA dès les petites classes, ainsi que la mise à disposition de préservatifs gratuits pour les élèves. Les parents et les autorités religieuses de certaines Églises protestèrent vivement et menacèrent de poursuites judiciaires pour enrayer la mise en application de ce programme. En France, la décision d'installer dans les lycées des distributeurs de préservatifs a également provoqué de vives réactions.

Le comportement de la jeunesse face à la sexualité et à la drogue reste un sujet délicat. Trouver une solution au problème posé par le virus du SIDA implique la participation de tous : parents, chefs religieux, directeurs d'établissements, étudiants, lycéens. Nul ne peut être isolé dans la planification des programmes d'enseignement.

Il est également important de ne pas séparer le SIDA des autres maladies sexuellement transmissibles. L'enseignement concernant le SIDA peut être intégré dans des disciplines plus vastes, telles que l'éducation sanitaire, la préparation à la vie familiale ou les sciences sociales. C'est ainsi qu'actuellement un enseignement d'hygiène de vie et de prévention médicale a été organisé dans plusieurs universités de la région parisienne.

Des campagnes d'information sont aussi nécessaires pour les adultes, d'autant plus que beaucoup d'entre eux n'ont pas bénéficié d'enseignements appropriés au cours de leur scolarité. Des programmes internationaux destinés aux prostituées ou aux « touristes sexuels » voient le jour. Il existe aussi un programme qui s'adresse aux chauffeurs de poids lourds le long de l'autoroute transafricaine, au Kenya. En effet, quels que soient les choix sexuels des uns ou des autres, il est important que tous soient informés des dangers qu'ils peuvent courir, ou qu'ils peuvent faire courir aux autres.

Le dépistage des virus du SIDA

La prévention passe par le dépistage. Être séronégatif ne donne aucune garantie pour l'avenir quand on n'a pas un comportement responsable. Savoir que l'on est séropositif doit entraîner un comportement responsable de la part de la personne infectée, et dont désormais la mission est d'empêcher la transmission du virus et sa dissémination. Il est en revanche du devoir de la société de l'aider à faire face à ce drame, tant sur le plan psychologique et social que sur celui de sa santé physique.

Le dépistage du virus du SIDA repose essentiellement sur la recherche d'anticorps dans le sang. Rappelons brièvement ce dont il s'agit. Nous avons vu, dans le deuxième chapitre de ce livre, que les virions du rétrovirus du SIDA sont composés d'une capside formée de molécules de protéines entourant des molécules d'ARN et que cette capside est entourée par une enveloppe portant elle-même à sa surface des spicules* formés de deux types de molécules (gp41 et gp120). Lorsqu'un virus VIH s'installe dans l'organisme humain, la défense immunitaire de ce dernier entre en action. Les macrophages digèrent certains virions et présentent, sur leur surface, les antigènes qui serviront aux lymphocytes B pour la fabrication d'anticorps susceptibles de se combiner aux antigènes et de les neutraliser. Ces anticorps apparaissent dans le sang, entre deux semaines et trois mois après l'exposition au virus. C'est grâce à la présence de ces anticorps que peut s'effectuer le dépistage du virus. En France, le dépistage des anticorps anti-VIH est fait le plus souvent dans le sérum et réalisé systématiquement par deux tests ELISA. En cas de positivité ou de discordance entre ces deux tests, un test de confirmation Western Blot est obligatoirement pratiqué. Ce test Western Blot permet de préciser contre quelles protéines virales les anticorps sériques sont dirigés.

Dans tous les cas, il est important de ne pas oublier que les anticorps ne se forment pas en quantité décelable dès que le sujet vient d'être infecté. Un délai de deux à douze semaines s'écoule entre le moment de l'infection et celui où les tests – ÉLISA ou Western Blot – donnent une réponse positive. Un sujet peut donc être infecté, même si le test se révèle négatif. Actuellement, des recherches sont en cours pour diminuer la durée de cette « fenêtre silencieuse ».

Des centres de dépistage existent dans de nombreux pays. Ils respectent l'anonymat des personnes qui les consultent et ils sont gratuits. En France, un numéro vert (05 36 66 36) est mis à la disposition de tous, 24 heures sur 24, 7 jours sur 7, pour donner des renseignements concernant les centres de dépistage et des informations plus générales.

Guérir

A la recherche d'un médicament

L'une des voies les plus évidentes pour lutter contre les virus du SIDA est de rechercher des médicaments, des molécules capables de s'opposer à l'entrée des virions dans les cellules humaines ou de rendre impossible leur prolifération. On parle dans ce cas de traitements antiviraux.

Toutes les étapes qui servent au virus pour s'installer dans la cellule sont propices à la recherche d'une intervention qui empêcherait le virion de poursuivre le chemin vers sa reproduction et sa prolifération. Ainsi, on peut, en théorie, chercher à s'opposer à la fixation du virion sur un récepteur, à la pénétration de la capside dans la cellule, à la transcription de l'ARN viral en ADN viral et à la transmission de cette information vers les ribosomes, conduisant à la formation de nouveaux virions. Tous ces axes de recherche sont possibles, mais, comme nous allons le voir, ils sont tous semés d'embûches et les chercheurs, qu'ils soient chimistes, biologistes ou médecins, rencontrent souvent des obstacles pour l'instant difficiles à franchir.

Une première direction de recherche consiste à gêner la fixation du virion sur un récepteur de la membrane cellulaire. On a utilisé pour ce faire des molécules libres qui ressemblent à s'y méprendre à celles qui composent certains récepteurs de la membrane cellulaire. Ainsi, le virion, au lieu de se fixer sur le véritable récepteur de la cellule, s'accroche à la molécule libre qui sert de leurre. Malheureusement, ces molécules-pièges, très actives sur les souches virales en laboratoire, se sont révélées peu efficaces chez les patients.

La seconde étape de l'infection par le virus est celle qui suit sa pénétration dans la cellule, moment essentiel, où l'ARN viral est transcrit en ADN viral grâce à la transcriptase inverse, l'enzyme de « recopiage », dont on a vu qu'elle était contenue dans la capside (*cf.* p. 21). Gêner la transcription peut en effet être un bon moyen pour limiter la prolifération virale. Cette méthode s'est révélée efficace : elle consiste à introduire dans l'organisme des molécules qui ressemblent à toutes celles qui, en s'associant, forment l'ADN, mais telles qu'elles empêchent cette association de se réaliser. La copie de l'ARN en ADN ne s'effectue alors plus. Le prototype de ces molécules qui porte le nom chimique – et compliqué – de « azido-3'-déoxy-3'-thymidine » est beaucoup mieux connu sous le sigle AZT ou sous le nom de zidovudine.

L'AZT a été le premier médicament qui ait montré une certaine efficacité chez les sidéens. Malheureusement, il possède des effets secondaires (anémie) sévères, et son action sur le virus n'est que transitoire. En effet, le pouvoir de mutation du virus (par sa transcriptase inverse qui fait des erreurs dans le recopiage de l'ARN en ADN) est tel que très rapidement des virions mutants résistant à l'AZT apparaissent.

En 1995-96, un tournant thérapeutique est apparu, lié à quatre innovations :

- On a réalisé que durant la phase asymptomatique de l'infection, la multiplication du virus était continuelle dans les tissus lymphatiques, et qu'il fallait donc traiter bien avant l'apparition des symptômes graves du SIDA.

- Un indicateur très sensible de la multiplication du virus, a été mis au point : il s'agit de la mesure précise par des techniques d'amplification moléculaire du nombre de molécules d'ARN viral (associées aux virions) présentes dans le sang (charge virale).

- La démonstration que les combinaisons simultanées de plusieurs médicaments antiviraux peuvent ralentir ou empêcher l'apparition de mutants résistants. C'est ainsi qu'un autre inhibiteur de la transcriptase inverse, le 3TC, empêche l'apparition des mutants résistants à l'AZT et réciproquement.

- Enfin, la mise à disposition par l'industrie pharmaceutique de médicaments antiviraux plus puissants, les inhibiteurs de la protéase du virus (*cf.* p.87).

Cette protéase spécifique a pour rôle de cliver la protéine précurseur produit par deux des neufs gènes du virus (nommés *pol* et *gag*), en plusieurs fragments. Or ce clivage est indispensable à la maturation du virus. Lorsque l'action de cette protéase est inhibée, les virions produits ne sont pas infectieux. Divers inhibiteurs ont été synthétisés. Trois d'entre eux sont en cours d'essais cliniques et d'autres vont suivre.

Récemment, on a traité des patients ayant déjà un taux faible de lymphocytes T4 à l'aide de deux inhibiteurs de la transcriptase et d'un inhibiteur de protéase pendant six mois. On a observé le doublement du nombre de ces lymphocytes et une réduction spectaculaires du nombre des cellules infectées. Cette trithérapie semble riche de promesses.

Nous savons maintenant que dès la primo-infection le virus cause de sérieux dégâts dans l'organisme, provoquant la mort ou la mise hors-fonction d'un grand nombre de globules blancs du sang. Il est donc indiqué de traiter très précocement les personnes infectées par des antiviraux, tout particulièrement lorsque la primo-infection s'accompagne des symptômes faisant un peu penser à une grippe ; car dans ce cas le SIDA risque de survenir assez vite. Ces progrès thérapeutiques, bien qu'ils ne conduisent pas à la guérison, suscitent cependant de grands espoirs, car ils peuvent faire passer le SIDA dans la catégorie des maladies infectieuses chroniques traitables.

Dans le cadre de la recherche d'un médicament pour le SIDA, il existe encore d'autres voies à explorer. Mais, pour comprendre ces voies nouvelles qui pourraient amener à inhiber la prolifération du virus, il convient d'entrer dans quelques détails à propos de son bagage génétique.

Un virion est un être extrêmement simple : l'ensemble des gènes qui forment l'ADN du provirus du VIH est en nombre réduit et on en connaît aujourd'hui au moins neuf. Ces gènes ont deux fonctions possibles : certains sont dits « structuraux » et ils sont chargés de fabriquer les protéines. Les seconds sont dits « régulateurs », et ils ont pour mission de donner aux premiers l'ordre de s'exprimer (coder les protéines) ou de rester au repos.

Dans un virion de VIH, les trois gènes de structure s'appellent *pol*, *gag*, et *env*. *pol* fabrique la transcriptase inverse, *gag* donne l'information pour fabriquer les autres protéines de la capside et *env* contient le code qui sert à la fabrication des protéines de l'enveloppe virale. Toujours dans le même virion, on rencontre chez VIH1 six gènes régulateurs qui portent des noms du même genre : *tat*, *rev*, *vif*, *vpr*, *vpu* et *nef*. Les deux premiers, *tat* et *rev*, servent à fabriquer des protéines régulatrices positives, donc des messagers chimiques qui déclenchent le codage des protéines par les gènes de structure. Si l'on réussit à inhiber l'action de *tat* et *rev*, ou celle des protéines dont ils déclenchent le codage, alors le provirus reste au repos. Il ne fabriquera plus de nouveaux virions. La recherche dans cette direction continue.

Le traitement des maladies opportunistes

Les traitements par les antiviraux ne permettent pas encore d'éliminer entièrement le virus de l'organisme des personnes infectées. Il est donc essentiel de lutter contre les maladies opportunistes qui peuvent se déclarer. Nous avons vu qu'elles peuvent atteindre presque tous les organes, qu'elles sont souvent très invalidantes et qu'elles sont la cause des décès.

Un des phénomènes les plus importants de ces dernières années est la réapparition de la tuberculose, maladie presque éradiquée dans les pays développés et qui resurgit d'une manière inquiétante. Sa recrudescence depuis 1986 aux États-Unis et depuis 1989 en France et dans d'autres pays reste assez mystérieuse. Bien que très fréquente au cours de l'infection par le VIH, la tuberculose n'est pas à proprement parler une maladie opportuniste, car elle apparaît souvent bien avant que les défenses immunitaires ne soient affaiblies. Sa découverte peut même précéder celle de la séropositivité et la suggérer. Il peut s'agir d'une tuberculose latente ou d'une nouvelle infection. Le problème de la tuberculose est qu'elle est contagieuse et transmissible autrement que par les voies sexuelles et sanguines. Le traitement antituberculeux à l'aide d'antibiotiques classiques est habituellement efficace, mais il doit être poursuivi longtemps (entre six et neuf mois). On a cependant observé l'apparition de bacilles (responsables de la tuberculose) résistant à tous les antibiotiques classiques. Une nouvelle tuberculose contagieuse, et que l'on ne sait pas soigner, est ainsi en train de naître.

Il est intéressant de noter que, même dans le cadre du SIDA, elle concerne essentiellement les populations les plus défavorisées, que ce soit en

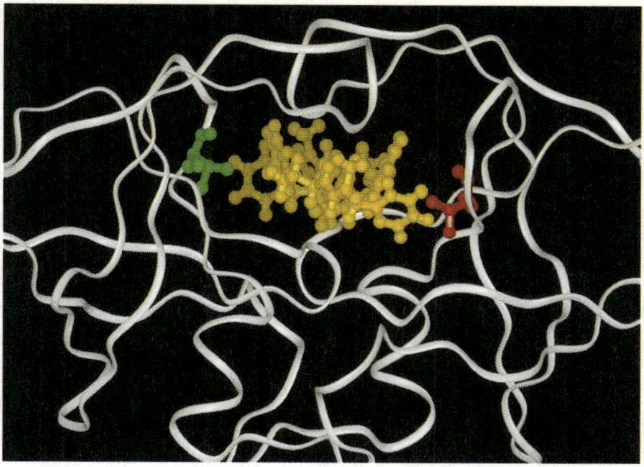

Modèle moléculaire de la protéase du VIH-1.
La partie en jaune représente un inhibiteur très actif qui s'insère parfaitement dans la « poche » catalytique de l'enzyme.
Ph. © F. Clavel et Ada Prochnicka-Chalufour, institut Pasteur, établi à partir de J. Erickson, banque de données PDB, programme Insight II de Biosyn.

Afrique ou dans les pays plus développés. Et l'épidémie à VIH risque d'être un révélateur de l'ampleur de l'infection tuberculeuse latente.

Depuis le début de l'infection par le VIH, les connaissances ont beaucoup évolué, et nous disposons de médicaments efficaces contre la plupart des maladies opportunistes. Cependant, il est très difficile d'éradiquer complètement tous les germes, quels qu'ils soient, et le traitement d'attaque à forte dose devra toujours être poursuivi à dose plus faible.

Il est maintenant possible de prévenir certaines maladies. Par exemple, la pneumocystose, responsable de problèmes pulmonaires, peut être évitée pendant longtemps, soit par la vaporisation sous forme d'aérosols, d'un antibiotique qui protège les alvéoles pulmonaires, soit en prenant, à faible dose mais quotidiennement, le même antibiotique que celui utilisé à forte dose lors de l'apparition de la maladie. Il semblerait que ce même médicament soit également efficace pour prévenir la toxoplasmose.

Lorsque la toxoplasmose est déclarée, deux médicaments sont donnés en association, mais ils sont relativement toxiques pour certains globules blancs, et un autre médicament est donc prescrit pour modérer cette toxicité. Les résultats sont souvent spectaculaires, avec la régression rapide des symptômes.

Deux traitements sont efficaces pour le cytomégalovirus. Ils permettent une stabilisation ou amélioration des problèmes oculaires ou digestifs.

Pour la cryptosporidiose, qui provoque des diarrhées importantes, nous ne disposons pas, à ce jour, de traitement spécifique. Il est possible d'arrêter temporairement les diarrhées, mais sans soigner réellement leur cause.

Parmi les cancers, la maladie de Kaposi est particulière dans le sens où son évolution est imprévisible. Si le patient présente simplement quelques taches sur la peau, il est possible d'obtenir un résultat esthétique, soit en enlevant les lésions de façon chirurgicale, soit en les atténuant par radiothérapie. Mais le traitement classique des cancers, y compris lors de l'évolution de la maladie de Kaposi, est la chimiothérapie, qui consiste en l'utilisation de substances chimiques qui détruisent préférentiellement les cellules cancéreuses. Dans le cas des lymphomes, il est intéressant de noter que la localisation dans le cerveau peut se faire au même endroit qu'un abcès toxoplasmique guéri.

Cependant, il ne faut pas oublier qu'à plus ou moins long terme la plupart des médicaments ont des effets secondaires, c'est-à-dire une certaine toxicité qui peut entraîner une baisse importante du nombre des globules rouges, des globules blancs ou des plaquettes, ou provoquer des problèmes musculaires, neurologiques ou autres. Il faut donc prescrire à bon escient et être certain que le bénéfice clinique sera beaucoup plus important que les effets indésirables qui peuvent se manifester ensuite.

Actuellement, un nombre très important d'essais cliniques sont en cours dans le monde. Un essai clinique a pour but de déterminer les effets d'un nouveau médicament ou de nouvelles associations de médicaments. Les patients sélectionnés pour ces essais doivent avoir des critères biologiques et cliniques comparables. Certains recevront la nouvelle drogue, d'autres un médicament déjà connu pour son efficacité sur la pathologie concernée. Les essais sont effectués le plus souvent en double aveugle, c'est-à-dire que ni le patient ni le médecin ne savent quel est le médicament réellement pris par le patient. Ainsi les symptômes éventuels décrits par le patient sont interprétés de façon plus objective.

Un essai clinique n'est autorisés qu'après acceptation d'un comité d'éthique composé de spécialistes qui estiment que cet essai apportera incontestablement une réponse. Le nombre de patients et le temps nécessaires à cette étude sont également déterminés très précisément. Il est évident que, si un bénéfice ou au contraire un effet toxique se manifeste très rapidement, le double aveugle est levé pour interpréter les résultats et faire profiter les patients concernés de la molécule la plus efficace.

Dans le cas du SIDA en effet, plus que pour toute autre maladie, on doit prendre en compte deux nécessités : accélérer les étapes de diffusion d'un médicament prometteur pour sauver la vie des malades, et démontrer, dans une infection qui dure plus de dix ans, qu'un médicament est actif et non toxique.

Nous avons évoqué quelques atteintes provoquées par le SIDA et quelques traitements qui peuvent retarder l'évolution de la maladie. La prévention de maladies opportunistes comme la pneumocystose a contribué à augmenter grandement la durée de vie des sidéens et à améliorer leur confort. On peut espérer que le traitement de fond de l'infection par des combinaisons de médicaments appropriés augmentera beaucoup dans l'avenir la période silencieuse sans symptômes de la séropositivité et, qui sait, peut-être un jour supprimera l'infection virale.

Aider

La prise en charge médicale

Toute personne séropositive doit être suivie par un médecin. Seul ce dernier est en effet en mesure de lui donner des conseils extrêmement utiles, et de lui proposer certains traitements.

Des cofacteurs infectieux jouent probablement un rôle important dans la transmission du virus et de la maladie. Il semble que de nombreux virus ou bactéries peuvent servir de cofacteurs dans l'infection par le VIH, ce qui signifie qu'ils facilitent l'infection en favorisant la pénétration des virus dans les cellules ou en augmentant le rythme de sa réplication. Dans notre organisme lui-même, les cytokines, molécules qui servent de messagers chimiques entre nos cellules, et en particulier deux d'entre elles, l'interleukine 6 et le facteur nécrosant des tumeurs, peuvent également jouer ce rôle, ne serait-ce que parce que leur fonction naturelle est précisément d'activer les lymphocytes et les macrophages ; cette fonction naturelle devient malencontreuse lors d'une infection par le VIH, dans la mesure où ce sont précisément les lymphocytes qui sont touchés par le virus.

Il est donc primordial pour les séropositifs d'éviter autant que faire se peut les infections de tout genre, qui risquent de jouer le rôle de cofacteurs. Or, seul le médecin est habilité à les informer, et à leur conseiller une vie saine et équilibrée, adaptée à leur état de santé.

L'aide aux séropositifs passe également par une surveillance rapprochée du bilan sanguin, qui permet de déterminer le moment convenable pour commencer un éventuel traitement antiviral.

Le traitement des séropositifs par des antibiotiques susceptibles de détruire les mycoplasmes, l'usage de médicaments antioxydants sont à l'étude et constituent des voies de recherche riches de promesses.

Étant donné les nombreux problèmes psychologiques et pratiques rencontrés par les séropositifs et les sidéens, leurs familles devraient faire tout leur possible pour leur apporter une aide efficace. Cela n'est pas souvent le cas et la prise en charge des sidéens nécessitant des soutiens psychologiques vient souvent d'ailleurs. Des communautés et des associations telles que AIDES offrent des dispositifs de soutien. Nous allons maintenant évoquer le rôle des associations, des gouvernements et des organisations internationales, qui est considérable.

Rôle des associations, des gouvernements et des organisations internationales

Les mouvements associatifs ayant pour but d'aider les sidéens, puis les séropositifs, se sont créés très rapidement. En France, avant même que les virus du SIDA ne soient nettement identifiés, naissaient en 1983 les associations « Vaincre le SIDA », puis « AIDES ». Elles réunissaient des personnes concernées par le SIDA, des chercheurs, des médecins et des intellectuels.

A cette époque, le SIDA touchait principalement les hommes homosexuels. Ces associations ont joué un rôle important pour l'information de cette communauté sur la nouvelle maladie. Elles ont également œuvré pour éviter l'exclusion sociale des personnes séropositives. Des permanences téléphoniques ont également été mises en place pour écouter, dialoguer, conseiller, informer. Actuellement, un numéro vert est à la disposition des personnes qui le souhaitent (*cf.* Annexes, p. 103).

Un peu plus tard, les organisations se multiplièrent. Chercheurs et médecins se groupèrent pour élaborer des stratégies et récolter des fonds pour la recherche scientifique et clinique. D'autres associations se constituèrent afin de prendre en charge les enfants séropositifs ou ceux qui, nés de parents sidéens ou séropositifs, risquent à brève échéance de perdre au moins l'un de leurs parents.

Les gouvernements, à l'échelle du globe, ont pris conscience de l'importance du problème. En France, trois structures nationales ont été constituées. L'Agence nationale de recherche du SIDA, rattachée au ministère de la Recherche et à l'INSERM (Institut national de la santé et de la recherche médicale), a pour mission de soutenir la recherche scientifique et médicale contre le SIDA. Une autre structure destinée à la prévention, l'Agence française de lutte contre le SIDA, est maintenant directement rattachée au ministère de la Santé. Enfin, le Conseil national du SIDA se préoccupe, lui, plus particulièrement des problèmes éthiques et sociaux que pose cette nouvelle maladie.

Il convient également, dans cette énumération, de ne pas négliger le rôle de l'OMS. Son budget, pour la seule lutte contre le SIDA, s'élevait, en 1991, à 100,9 millions de dollars, ce qui lui permet de mettre en œuvre un programme mondial intéressant de lutte contre le SIDA, surtout dans les pays en voie de développement où, nous l'avons vu, les conséquences de la prolifération du VIH sont particulièrement dramatiques.

Ce programme mondial de lutte contre le SIDA a clairement défini ses priorités : il s'agit de soutenir et renforcer les programmes nationaux (nous avons présenté celui de la France) ; de tenter de faire face aux conséquences socio-économiques du SIDA ; d'intervenir plus efficacement pour limiter la propagation des virus du SIDA ; d'accélérer la recherche biomédicale ; et, enfin, de combattre les réactions traditionnelles et éthiquement inacceptables à l'encontre des personnes infectées.

La moitié du budget précité sert au soutien opérationnel que l'OMS apporte aux programmes nationaux. Il comporte des conseils et une assistance technique par des consultants sous contrat de longue durée; la rédaction de guides; la formation d'agents de santé; l'approvisionnement en fournitures et équipements; une évaluation des programmes. L'OMS a ainsi aidé cent trente pays à concevoir un plan de lutte contre le SIDA. Certains de ces pays sont dépendants d'elle pour l'approvisionnement en préservatifs et en matériel de contrôle sérologique.

Les priorités de l'OMS en matière de recherche contre le SIDA concernent essentiellement la recherche des vaccins et des médicaments, la recherche clinique, le diagnostic, et enfin la recherche, la surveillance et la prévision épidémiologiques.

En coopération avec l'OMS, l'Unesco (Organisation des Nations unies pour l'éducation, la science et la culture) a mis en place un programme d'activités en vue de renforcer et de soutenir l'action de l'OMS dans les domaines de sa compétence, c'est-à-dire l'éducation, les sciences naturelles et les sciences sociales et humaines.

Dans le domaine de l'éducation, l'objectif à long terme de l'Unesco vise à fournir une assistance technique aux cent soixante et onze États membres pour mettre en place et développer des stratégies d'éducation pour la prévention du SIDA adaptées à leurs contextes socioculturels. A cette fin, l'Unesco a créé un centre de collecte, d'analyse et de diffusion des matériels éducatifs pour la prévention du SIDA et se propose de mener sur le terrain des expériences pilotes pour cette prévention. Six expériences de ce type sont déjà lancées dans plusieurs pays.

Actuellement, l'ONU (Organisation des Nations unies) envisage de créer un secrétariat commun à toutes les organisations internationales qui dépendent d'elle de façon à les impliquer davantage dans la lutte contre le SIDA au niveau mondial.

Questions d'éthique

Nous nous contenterons, pour clore ce livre, de poser les problèmes éthiques qui se manifestent depuis l'apparition du SIDA. De nombreux comités réfléchissent sur ces questions, auxquelles nous ne pouvons pas aujourd'hui donner de réponses arrêtées et définitives.

Un des problèmes éthiques les plus importants soulevé par le SIDA consiste à chercher un juste équilibre entre le respect de l'individu, la solidarité sociale et les impératifs de la santé publique. Une citation de Peter Kemp exprime très clairement la nature du problème : « Selon l'éthique inhérente à notre culture, l'individu a droit à une vie privée, il a le droit d'inventer sa manière de faire et de se satisfaire, il a le droit au secret en ce qui concerne son état de santé et, finalement, il a le droit de recevoir une assistance sociale en cas de détresse. Il reste néanmoins que la société a le droit de se protéger contre les dangers qui menacent de la dissoudre sur les plans politique, économique et sanitaire. En particulier, elle a le droit de connaître la façon dont une épidémie évolue en son sein, le droit de se protéger contre l'expansion de cette épidémie, et le droit d'exiger de la part de ses membres qu'ils se fassent soigner et se comportent d'une manière responsable lorsqu'ils sont atteints par le virus. » Cette citation est éloquente : les droits des individus et les droits des sociétés, ainsi exposés, paraissent – pour le moins – contradictoires et ne peuvent être analysés que dans un cadre pluraliste où tous les aspects de la question sont pris en compte.

Nous avons déjà évoqué les problèmes soulevés par les campagnes de prévention (*cf.* p. 77). Nous n'y reviendrons pas. En revanche, il nous reste à examiner les questions éthiques liées au dépistage des virus du SIDA.

Les vaccinations rendues obligatoires ont permis d'éradiquer quelques maladies (la variole, par exemple). Des pays comme Cuba ont choisi de rendre obligatoire le dépistage du SIDA et d'isoler les séropositifs. C'est privilégier le droit de la société à se défendre face à une épidémie, sur le droit fondamental des hommes, la liberté. Le SIDA, ne l'oublions pas, est une maladie transmissible, mais non contagieuse. On peut faire appel à l'esprit de responsabilité des individus. Ainsi, en France, il est facile de connaître son statut sérologique (savoir si l'on est ou non séropositif). Il existe en effet de nombreux centres de dépistage anonymes et gratuits. En cas de séropositivité confirmée, le suivi clinique et biologique est maintenant pris en charge à 100 % par la Sécurité sociale. Les examens nécessaires étant onéreux, cette disposition permet à toutes les personnes concernées d'être médicalement suivies précocement et de façon régulière.

La politique de responsabilisation individuelle est essentielle pour résoudre les contradictions évoquées plus haut. Inciter les personnes dont le comportement les expose au virus à pratiquer un test et, s'il est positif, à demander conseil à un médecin est le meilleur moyen d'aider tous les individus pour qu'ils se sentent responsables de leur propre santé et de celle d'autrui.

Le séropositif est responsable de son propre comportement. Certains, en risquant de transmettre le virus du SIDA, adoptent des attitudes criminelles. Le rôle du médecin est délicat ; tact, précautions de langage, aide psychologique sont parfois nécessaires. Il est compréhensible que le médecin hésite, qu'il soit tenté de prévenir le (ou les) partenaire(s) sexuel(s) ; mais ce serait alors rompre le secret médical. Proposer au séropositif que son partenaire soit informé par le médecin lui-même pourrait être une solution. De même, il est de la responsabilité du médecin d'informer les femmes séropositives des conséquences que risquerait d'avoir une grossesse éventuelle sur l'état de santé de l'enfant.

Dans les hôpitaux, un autre problème apparaît : il faut à la fois limiter les risques d'infection du personnel soignant et des autres patients tout en évitant les mesures discriminatoires à l'égard du malade atteint du SIDA, sachant que son isolement peut avoir des effets déplorables sur son état psychologique.

De nombreux problèmes apparaissent également dans la vie quotidienne des séropositifs et des sidéens. Selon le droit français, un employeur ne peut refuser d'embaucher ni de licencier une personne en raison de son état de santé. Mais un certain nombre de cas récents montre que cette loi n'est pas toujours appliquée en ce qui concerne les personnes infectées par le virus du SIDA. Beaucoup de préjugés restent encore à vaincre.

Toutes ces interrogations relèvent d'une réflexion globale : une réflexion morale, bien sûr, prenant en compte la liberté de l'individu et la valeur de la vie humaine ; mais aussi une réflexion sociale, prenant en compte les droits de la société et ses obligations à l'égard du citoyen ; elles exigent également une réflexion juridique : comment protéger les malades des abus dont ils peuvent être victimes ?

Les problèmes éthiques ne se posent pas au seul comité chargé de s'en préoccuper. Ils se posent à chaque individu, malade ou bien portant, médecin ou assureur, chercheur ou juriste. Dans le cadre plus large de la bioéthique, le SIDA vient poser, d'une manière cruelle, un certain nombre de questions auxquelles chacun d'entre nous a pour mission de réfléchir.

Annexes

Où et comment s'informer sur le SIDA ?

De nombreux articles des principales revues spécialisées internationales sont résumés et commentés dans les revues françaises suivantes :

Transcriptase,
192, rue Lecourbe - 75015 Paris.

Le Journal du SIDA,
13, boulevard Rochechouard - 75009 Paris.

Les publications de l'association AIDES,
247, rue de Belleville - 75019 Paris.

Tous les livres et articles (parus dans la presse « grand public » et dans les revues médicales) traitant du SIDA peuvent être consultés au CRIPS (Centre régional d'information et de prévention du SIDA),
192, rue Lecourbe - 75015 Paris.
Tél : (1) 53 68 88 88

Il est possible d'obtenir des renseignements sur les différents centres de dépistage anonymes et gratuits et sur le SIDA en général en appelant la ligne verte SIDA Info Service : (1) 05 36 66 36
ouverte 24 heures sur 24.

Diverses organisations et associations jouent un rôle non négligeable pour favoriser la recherche scientifique contre le SIDA :

ARCAT-SIDA :
Association de recherche, de communication
et d'action pour le traitement du SIDA
13, boulevard Rochechouart - 75009 Paris
Tél. : (1) 49 70 85 90

ARSIDA :
Association pour la recherche contre le SIDA
Professeur Mayaud (président), service de pneumologie et réanimation respiratoire,
Hôpital Tenon, 4 rue de la Chine - 75020 Paris
Tél. : (1) 40 30 65 36

L'HOMME CONTRE LES VIRUS :
réseau de laboratoires situés en Europe et en Amérique du Nord, rassemblés par l'Académie européenne des sciences, des arts et des lettres et la Fédération européenne de recherche sur le SIDA, géré par l'Unesco-ROSTE
1262A Dorsoduro, Venise, Italie

FONDATION MONDIALE RECHERCHE
ET PRÉVENTION CONTRE LE SIDA :
cette fondation se propose, notamment, de créer trois centres de recherches pour le suivi des séropositifs en vue d'une évaluation rapide de nouveaux traitements précoces.
Unesco, 1, rue Miollis - 75015 Paris
Tél. : (1) 45 68 38 41

Classification des virus

Le monde des virus comprend de nombreuses familles. On distingue les virus à ADN et les virus à ARN. Chaque famille de virus est divisée en genres, chaque genre en espèces. Il y a donc un très grand nombre de virus différents.
Les tableaux suivants présentent la classification des virus selon Lwoff, Horn et Tournier.

Virus à ARN

	Familles	Exemples
Capside à symétrie cubique sans enveloppe	*Reoviridae* *Caliciviridae* *Picornaviridae*	Virus de l'hépatite A
Capside à symétrie cubique avec enveloppe	*Togaviridae*	Virus de la rubéole
Capside hélicoïdale avec enveloppe	*Bunyaviridae* *Coronaviridae* *Rhabdoviridae* *Paramyxoviridae* *Orthomyxoviridae*	 Virus de la rage Virus de la rougeole Virus de la grippe
Capside complexe avec enveloppe	*Arenaviridae* *Retroviridae*	 Virus du SIDA

Virus à ADN

	Familles	Exemples
Capside à symétrie cubique sans enveloppe	*Papoviridae* *Parvoviridae* *Adenoviridae*	Virus des verrues Virus de certaines broncho-pneumonies
Capside à symétrie cubique avec enveloppe	*Iridoviridae* *Herpesviridae*	 Virus de la varicelle et du zona
Capside à symétrie indéterminée avec enveloppe	*Hepadnaviridae*	Virus de l'hépatite B
Capside complexe avec enveloppe	*Poxviridae*	Virus de la variole

Structure et duplication de l'ADN

Il existe deux types d'acides nucléiques. L'un d'eux, appelé acide désoxyribonucléique, que nous appellerons désormais ADN, porte le message génétique, siège de l'hérédité et des caractères essentiels qui caractérisent un être vivant, qu'il s'agisse d'une plante, d'un animal ou d'une bactérie.

La photo de la page 15 évoque la structure en double hélice de cette molécule. Les dimensions de la molécule réelle sont environ 40 millions de fois plus petites que celles de ce modèle. Les deux brins forment une double hélice constituée d'atomes d'hydrogène, d'oxygène, de carbone et de phosphore et sont reliés entre eux par des groupements d'atomes appelés bases*.

L'ADN contient quatre types de bases : adénine, thymine, cytosine, guanine, notées respectivement A, T, C, G. A chaque molécule d'adénine, composant l'un des brins, correspond toujours une molécule de thymine, composant l'autre. De même, à la molécule de cytosine, correspond toujours une molécule de guanine.

De sorte qu'un enchaînement possible est représenté par le schéma suivant :

1er brin	A T T C G A G G
2e brin	T A A G C T C C

La division cellulaire commence par la réplication de l'ADN. Les deux brins s'écartent et, devant chaque base libre de l'un d'eux, vient se placer la base qui répond à la règle précédemment édictée.

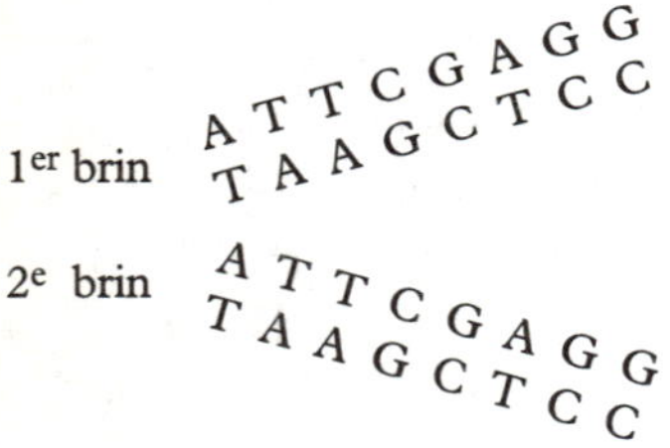

On voit clairement qu'une molécule d'ADN engendre ainsi deux molécules d'ADN identiques à la première. C'est pourquoi un être monocellulaire comme une bactérie se divise en deux bactéries filles identiques à la mère, à la suite d'une simple répartition en lots égaux de l'ADN. Dans le cas des cellules des êtres organisés, l'ADN se trouve dans des chromosomes qui se dédoublent au moment de la division cellulaire.

Glossaire

Acide aminé ou aminoacide : molécule contenant un groupe amine (NH_2) et un groupe acide (CO_2H). On connaît 21 acides aminés différents dans la matière vivante. Leur union permet la synthèse des protéines, mais ils peuvent aussi assurer d'autres fonctions.

Acide désoxyribo-nucléique ou ADN : voir acide ribonucléique.

Acide nucléique : polymère dont les chaînes sont formées par l'union de nucléotides. Un nucléotide résulte de l'association d'une base (purique ou pyrimidique), d'un sucre (ribose ou désoxyribose) et d'un ion phosphate. On distingue deux types d'acides nucléiques : les acides ribonucléiques ou ARN (dont le sucre est un ribose) et les acides désoxyribonucléiques ou ADN (dont le sucre est un désoxyribose).

Acide ribonucléique ou ARN : acide nucléique dont les nucléotides contiennent du ribose. On en connaît au moins quatre sortes : l'ARN des ribosomes ; l'ARN de transfert ; l'ARN messager, qui joue

le rôle de matrice pour la formation des protéines ; et l'ARN constituant le génome des virus à ARN.
Adénopathie : maladie des ganglions.
Apoptose : mort programmée d'une cellule comportant la coupure de l'ADN en petits fragments par des enzymes d'origine cellulaire.

Bactérie : être monocellulaire microscopique se reproduisant par scission binaire.
Bases : molécules basiques entrant dans la constitution des acides nucléiques. Il existe cinq bases différentes : l'adénine et la guanine que l'on trouve dans les deux types d'acides nucléiques, l'uracile et la cytosine dans l'ARN, la thymine (méthyle-uracile) et la cytosine dans l'ADN.

Capside : *voir* Virus.

Défense immunitaire : on sait qu'une armée de nos cellules (surtout des globules blancs de notre sang) lutte contre tout intrus pénétrant notre organisme, constituant ce qu'il est convenu d'appeler notre défense immunitaire.

Gène : élément héréditaire composé d'acide nucléique portant l'information nécessaire à la synthèse d'une protéine.
Génome : ensemble des gènes présents dans la ou les cellules d'un être vivant ou dans la nucléocapside d'un virion, ou encore dans un provirus.

Leucémie : cancer pouvant aussi bien résulter de la prolifération anormale de lymphocytes B ou T ou d'autres cellules sanguines.

Maladies opportunistes : maladies apparaissant chez un être humain ou un animal, dont la défense immunitaire est devenue déficiente, et résultant de l'action d'agents infectieux variés qui profitent de cette circonstance.
Microbe : nom donné autrefois à l'ensemble des êtres unicellulaires microscopiques, plus souvent utilisé aujourd'hui pour désigner les bactéries.

Primo-infection : premier contact d'un organisme vivant avec un agent infectieux.
Protéine : substance dont les molécules sont essentiellement formées par l'union d'un grand nombre d'aminoacides. Les protéines sont des constituants essentiels de la matière vivante servant d'éléments de soutien, de reconnaissance ou de catalyseur (enzyme).
Protozoaire : être vivant constitué par une seule cellule. On peut distinguer deux types de protozoaires : certains vivent en parasites comme le *Pneumocystis carinii*, d'autres sont autonomes comme les infusoires vivant dans les eaux stagnantes.
Provirus : molécule d'ADN d'origine rétrovirale intégrée dans le génome d'une cellule.

Rétrovirus : virus dont les virions possèdent un génome formé d'ARN dont la nucléocapside est entourée d'une enveloppe et qui se reproduisent grâce à une enzyme spécifique appelée transcriptase inverse.

Ribosome : petit organite formé d'ARN et de protéines que l'on trouve dans les cellules et qui sert de tête de lecture dans la traduction de l'ARN messager au cours de la synthèse des protéines.

Sarcome : cancer du tissu conjonctif, c'est-à-dire d'un tissu dont les cellules ne se touchent pas et sont séparées par une substance intercellulaire.

Sarcome de Kaposi : affection cancéreuse caractérisée par la multiplicité de lésions à caractère hémorragique qui peuvent siéger dans la peau, les viscères et les ganglions.

Séropositivité : qualifie l'état d'un être humain ou d'un animal dont le sérum contient des anticorps contre un agent infectieux. Dans ce livre, cet agent est le virus du SIDA.

Spicule : élément en forme d'épine.

Transcriptase inverse : protéine permettant chez les rétrovirus la transcription de l'ARN viral en ADN qui, en s'intégrant au génome d'une cellule, constitue le provirus et permet la production de virions.

Virion : unité élémentaire d'un virus ayant atteint sa maturité.

Virus : agent infectieux formé d'unités très simples

comportant un génome constitué d'un seul type d'acide nucléique (ARN ou ADN) et d'une coque protéique, éventuellement entourée d'une enveloppe membranaire. La coque protéique porte le nom de capside, le génome et la capside forment la nucléocapside. Les virus sont des parasites intracellulaires absolus, c'est-à-dire qu'ils ne peuvent se reproduire qu'en parasitant des cellules.

Bibliographie

Ouvrages généraux

GRMEK, M., *Histoire du SIDA*, Payot, 1990.

MONTAGNIER, L., *SIDA, les faits, l'espoir,* Med-Éditions, 8e éd., 1993.

MONTAGNIER, L., *Des Virus et des hommes*, Odile Jacob, 1994.

Documents plus techniques

Atlas en couleurs du Sida, Maloine, 1986.

DAUDEL, R., MONTAGNIER, L., *Aperçu des résultats et des perspectives des recherches scientifiques et médicales en vue de la prévention du SIDA*, Unesco, 1992.

DAUDEL, R., MONTAGNIER, L., *Progrès récents des recherches scientifiques et médicales concernant la lutte contre le SIDA*, Unesco, 1992.

DORMONT, J. (sous la direction de), *Le Traitement précoce de l'infection par le VIH*, Flammarion Médecine-Sciences, 1991.

DORMONT, J. (sous la direction de), *Prise en charge des personnes atteintes par le VIH*, Flammarion Médecine-Sciences, 1993.

HIRSCHEL, B., *Le SIDA, guide pratique du praticien : diagnostic, traitement et prise en charge*, Médecine et hygiène, 1993.

KERNBAUM, S., *Le praticien face au SIDA*, Flammarion Médecine-Sciences, 1992.

MONTAGNIER, L., ROZENBAUM, W., GLUCKMAN, J.-C. (ouvrage collectif), *SIDA et infection par VIH*, Flammarion Médecine-Sciences, 1989.

MONTAGNIER, L., *Rapport sur le SIDA et la société française*, la Documentation française, 1994.

PIOT, P., KAPITA, B., NGUGI, E., (et coll.) *Le Sida en Afrique - Manuel du praticien*, OMS Genève, 1993.

SAIMOT, A., GIRARD, P.-M., PIALOUX, G., KATLAMA, C., *SIDA*, Doin, 1994.

Pour se procurer les publications réalisées par les institutions, le mieux est de s'adresser directement à celles-ci.

Références des ouvrages cités et des citations

P. 97-98 : KEMP, Peter, « SIDA et éthique de responsabilité », *in SIDA et Droits de l'homme*, Actes d'un séminaire GERSULP, année 1989/1990, université Louis-Pasteur, Strasbourg.

Index

Dans la même collection

Sciences

n° 6 - *Vivre avec les insectes* de Pierre Ferron
n° 10 - *La Relativité* de Nayla Farouki
n° 12 - *Système Terre* d'Ichtiaque Rasool
n° 13 - *Sous l'atome les particules* d'Étienne Klein
n° 21 - *Le Système solaire* de Thérèse Encrenaz
n° 23 - *La Vie dans le Cosmos* de François Raulin
n° 24 - *La Forêt* d'Yves Birot et Jean-François Lacaze
n° 28 - *Le Climat de la Terre* de Robert Sadourny
n° 31 - *Le Cerveau* de Jacques-Michel Robert
n° 33 - *Les Océans* de Jean-François Minster
n° 34 - *La Pollution atmosphérique* de Gérard Mouvier
n° 37 - *Les Hommes et leurs gènes* d'Albert Jacquard
n° 43 - *La Physique et l'Infini* de Jean-Pierre Luminet et Marc Lachièze-Rey
n° 49 - *La Chimie nouvelle* de Pierre Laszlo
n° 51 - *L'Eau* de Ghislain de Marsily
n° 52 - *Le Temps* d'Étienne Klein
n° 54 - *L'Univers* d'Alain Blanchard
n° 58 - *Deux Hémisphères, Un Cerveau* de Jean-Louis Juan de Mendoza
n° 66 - *Les Drogues* de Denis Richard
n° 68 - *La Logique* de Gilles Dowek
n° 73 - *Le Chaos* d'Ivar Ekeland
n° 76 - *Érosion et Paysages naturels* de Jean Riser
n° 82 - *Les Sciences cognitives* de Jean-Gabriel Ganascia
n° 89 - *L'Espace-Temps* de Jean-Paul Auffray
n° 97 - *La Pollution des mers* de Jean-Claude Lacaze
n° 99 - *La Physique quantique* d'Étienne Klein
n° 102 - *Le Génie génétique, de l'animal à l'homme ?* de Louis-Marie Houdebine
n° 103 - *La Radioactivité* de Jean-Marc Cavedon
n° 110 - *Le Noyau de la Terre* de Jean-Paul Poirier
n° 111 - *L'antimatière* de Gabriel Chardin
n° 114 - *Le Génome humain* de Charles Auffray

Médecine

- n° 5 - *L'Insomnie* de Jean-Michel Gaillard
- n° 9 - *La Procréation médicalisée* de Jacques Testart
- n° 15 - *La Bioéthique* de Jean Bernard
- n° 19 - *Les Greffes d'organes* de Laurent Degos
- n° 38 - *La Peau et son vieillissement* de Philippe Franceschini
- n° 39 - *La Douleur* de Marc Schwob
- n° 44 - *Alimentation et Santé* de Christian Rémésy
- n° 47 - *La Ménopause* de Lucien Chaby
- n° 53 - *Anorexie, Boulimie et Obésité* de Gérard Apfeldorfer
- n° 56 - *Les Allergies* de Jean Bousquet et François-Bernard Michel
- n° 59 - *Le Vieillissement, faits et théories* de Ladislas Robert
- n° 63 - *Le Sang* de Jean Bernard
- n° 64 - *La Maladie mentale, recherches et théories* de Christian Spadone
- n° 67 - *La Schizophrénie* de Nicolas Georgieff
- n° 74 - *La Chirurgie esthétique* de Vladimir Mitz
- n° 75 - *Le Généraliste et son Patient* de Monique Guérin
- n° 81 - *La Responsabilité médicale* de Guy Nicolas
- n° 84 - *La Médecine de demain* de Jean Bernard
- n° 88 - *La Sexualité masculine* de Sylvain Mimoun et Lucien Chaby
- n° 104 - *Les Troubles de la personnalité* de Vittorio Lingiardi
- n° 113 - *Les Bonnes Calories* de Christian Rémésy

Mais n'oubliez pas, Dominos,
c'est aussi la technique, l'éducation,
l'économie, le droit, la politique,
l'art, les religions...

Ont collaboré à l'ouvrage

Édition : Catherine Cornu
Conception graphique et mise en pages : Daniel Leprince
Recherche iconographique : Marie-France Naslednikov
Illustrations : Fractale
Corrections : Béatrice Lecomte et Catherine Houchot

Photo de couverture : virions du virus du SIDA ;
Ph. © C. Dauguet

Achevé d'imprimer en décembre 1996
sur les presses de
l'Imprimerie Hérissey à Évreux
N° d'éditeur : FC 518003
N° d'imprimeur : 75199
Dépôt légal : octobre 1994